1, 2, 3, BOUGEZ!

COMMENT GARDER LA FORME

Ellen Weigand

BON À SAVOIR

L'auteure

Ellen Weigand

Ellen Weigand est actuellement rédactrice en chef du trimestriel MA SANTÉ, après avoir occupé le poste de rédactrice en chef adjointe de *Bon à Savoir*. Journaliste passionnée par le domaine de la santé et de la médecine, convaincue de l'importance de la prévention, elle a signé de nombreux articles traitant ces thèmes.

Avec la collaboration de Mylène Schenk

Ce livre a été élaboré avec la collaboration dynamique et les conseils experts de Mylène Schenk, qui a également servi de modèle pour la plupart des exercices pour adultes présentés dans cet ouvrage.
Cette ancienne sportive d'élite vit à Genève et a d'innombrables cordes à son arc. Elle allie ainsi à la fois son expérience de sportive, de physiothérapeute, de maître d'éducation physique et de sport, et d'enseignante aux Universités de Genève et de Lausanne.
Mylène Schenk a mis au point le Safe Concept[1]. Une méthode d'éducation et de rééducation en physiothérapie, reconnue par le monde médical, destinée aux personnes souffrant de gênes, voire de pathologies. Elle est basée sur quatre principes: sécurité, adaptation, fonctionnalité et équilibre (SAFE).
Mylène Schenk est également l'auteure de plusieurs livres et de vidéos/DVD d'exercices[2]. Les exercices du présent livre reposent sur les principes du Safe Concept, afin de pouvoir être exécutés par les débutants, à tout âge et sans se faire de mal.

[1] *Informations sur www.safeconcept.ch*

[2] *Voir* Annexes.

Les tenues de Mylène Schenk ont été mises à disposition par la maison Casall / Shark AG.

1re édition: septembre 2008

Photos: Martine Dutruit
Mise en pages: Jean-François Buisson
Impression: Rheintaler Druckerei und Verlag AG

Adresse de commande:
Bon à Savoir
Service des commandes
Case postale
8840 Einsiedeln

ISBN 978-3-909676-32-3

Avant-propos

Vous aimeriez (re)mettre votre vie de sédentaire au placard, mais la motivation et le temps vous manquent? Dans ce guide pratique, vous allez non seulement découvrir que l'activité physique régulière, même à faible dose, a des effets bénéfiques très rapides sur votre santé, mais également qu'il existe de nombreuses possibilités de l'intégrer tout simplement dans votre quotidien. Cela à tout âge, à la maison, au travail, etc., sans devenir sportif ni même dépenser de l'argent pour des engins coûteux ou un abonnement de fitness.

En suivant quelques astuces et conseils pour vous motiver, seul ou en famille, vous pourrez ainsi atteindre allégrement les trente minutes (ou trois fois dix minutes) d'activité physique modérée quotidienne (p.ex. jardiner, faire les courses à pied, etc.) indispensables pour retrouver et garder la forme jusqu'à un âge avancé.

Par ailleurs, ce livre présente des exercices faciles, à faire chez soi ou n'importe où, adaptés à tous – enfants, adultes et seniors. Ils sont complétés par un chapitre consacré aux activités d'endurance grand public (marche, nordic walking, raquettes à neige, etc.), avec des suggestions de programmes d'entraînement pour les débutants et des conseils d'équipement pour chaque saison.

Enfin, cet ouvrage rappelle les bienfaits de la relaxation et les bases d'une alimentation équilibrée. Couplées à une vie active au jour le jour, elles sont un gage de meilleure santé à tout âge.

Alors, 1, 2, 3, bougez!

Ellen Weigand

Remerciements

Nous remercions:

- L'Espace Prévention de Lausanne
- Jacqueline Pittet, Institut du Genevrey, Grandvaux
- Les autres modèles qui ont effectué les exercices, par ordre d'apparition: Danielle Narbel, Cyrian, Vincent, Line, Jean-Benoît, Alex et Claudia

Sommaire

La journée de M. Sédentaire

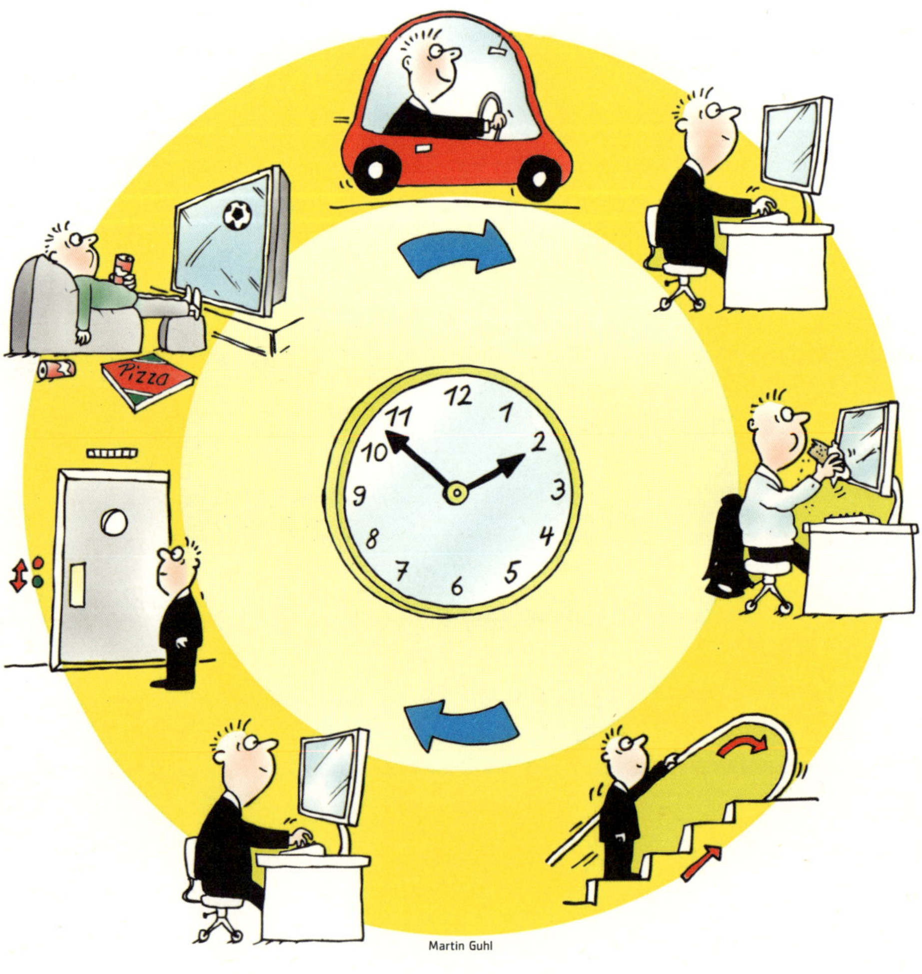

Martin Guhl

Le réveil sonne. M. Sédentaire se glisse hors du lit, les membres un peu raides, fait trois pas jusqu'à la salle de bains attenante à sa chambre à coucher pour prendre sa douche. Ensuite, assis sur le bord de la baignoire, il se sèche les cheveux. Déjà, il sent l'odeur du café. D'ailleurs, la veille, comme chaque soir, il a programmé la machine pour qu'il soit prêt à son réveil...

Une fois habillé, il descend en ascenseur pour chercher le journal dans la boîte à lettres, puis remonte les deux étages jusqu'à son appartement, en ascenseur toujours.

Après son petit-déjeuner, c'est l'heure de partir au bureau. M. Sédentaire descend, en ascenseur évidemment, jusqu'au garage, s'assied dans sa voiture et ouvre le portail à l'aide de la télécommande. Comme il fait beau et chaud, il actionne le bouton pour décapoter sa voiture.

Arrivé sur le parking de son bureau, le voici contrarié: «Zut! trop tard, il ne reste que les places tout au fond. Il va encore falloir marcher un bout!»

Quand il a franchi les quelque 50 mètres qui le séparent de l'entrée, la porte automatique s'ouvre, et il s'engouffre dans le hall, prend l'escalier roulant jusqu'au premier étage, entre dans son bureau et se laisse tomber dans son fauteuil avant d'allumer son ordinateur.

Comme chaque matin, sa secrétaire est allée chercher les journaux chez le concierge dans le hall et les lui a posés sur sa table. Et la voici qui vient déjà pour lui apporter un café. Le voyant arriver, elle l'avait aussitôt préparé avec la machine qui se trouve dans une pièce juste à côté du bureau de M. Sédentaire.

«Merci Isabelle, lui dit-il. Et j'y pense, demain, c'est l'anniversaire de ma mère. Merci de lui faire envoyer des fleurs. Quant à ma fille, cette fois je m'en suis occupé tout seul: je lui ai commandé le dernier disque de Mister X sur internet. Elle le recevra directement chez sa mère le jour de son anniversaire, dans un emballage cadeau. Pratiques, les technologies modernes!»

Après avoir passé la journée devant son ordinateur, en avalant rapidement un sandwich que sa secrétaire est allée lui acheter à midi, M. Sédentaire reprend l'escalier roulant pour descendre dans le hall. Il sort et traverse le parking jusqu'à sa voiture, roule jusqu'à son domicile, actionne la télécommande pour ouvrir le portail du garage et remonte chez lui en ascenseur.

Devant sa porte, des cabas de produits alimentaires l'attendent, commandés la veille sur internet. Il range ses achats, se sert une bière et des cacahuètes salées en attendant la pizza qu'on va lui livrer. Se sentant fatigué, il s'affale sur son canapé et allume la télé. Il ne bougera presque plus jusqu'au moment d'aller se coucher.

Petit jeu:

1. Cherchez combien de fois M. Sédentaire a raté une occasion de bouger, de prendre l'air et/ou de faire de l'exercice et de manger équilibré. Refaites le jeu une fois que vous aurez terminé la lecture de cet ouvrage.

2. Combien de fois le déroulement de la journée de M. Sédentaire ressemblait-il au vôtre?

{ CHAPITRE 1 }

POURQUOI BOUGER?

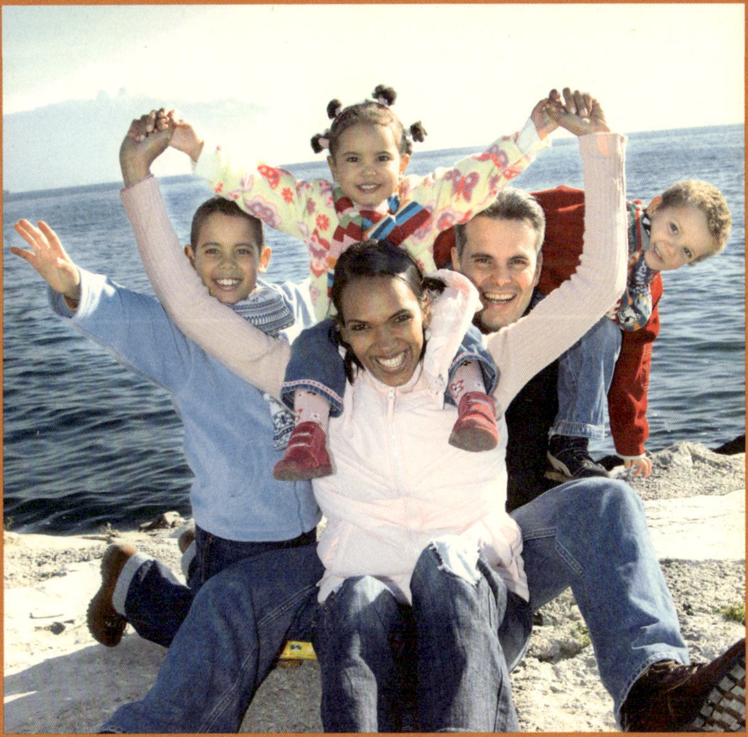

POURQUOI BOUGER?

«S'il survient quelque déficience dans l'alimentation ou l'exercice physique, le corps tombera malade.»

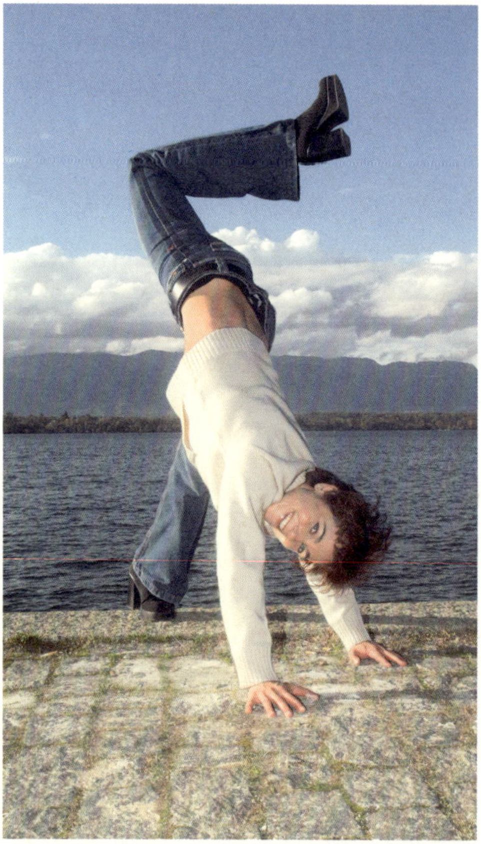

C'est Hippocrate qui écrivait cette évidence 480 ans avant Jésus-Christ. Déjà, il savait que: «Il s'agit aussi de régler les exercices (promenade, course, lutte, etc.), le sommeil, les bains et les pratiques sexuelles. Il faut un équilibre très précis entre la force que l'on dépense et celle que l'on absorbe.»* Plus de vingt et un siècles plus tard, les conséquences de la sédentarité sont en passe de devenir le problème de santé publique n° 1 des pays industrialisés.

L'Organisation mondiale de la santé (OMS), l'Union européenne, un grand nombre d'Etats de la planète, dont la Suisse, et également les cantons et villes étudient et lancent à tour de bras des programmes pour promouvoir l'activité physique, et une alimentation équilibrée *(lire chapitre 10).*

Les travers du confort

Il faut dire que le monde moderne ne nous incite guère à bouger: transports publics ou privés, livraisons à domicile et vente par correspondance, ascenseurs et escaliers roulants, paiements sur internet et courriers électroniques, télécommandes et appareils sans fils en tous genres, travail sur ordinateur et télétravail, robots-tondeuses à gazon ou aspirateurs automatiques, télévision et jeux vidéo, etc. Si on le souhaitait, on n'aurait plus besoin de sortir de chez soi, on pourrait même presque rester assis, voire couché.

Et pourtant, malgré tous les progrès du monde, depuis Hippocrate, rien n'a changé: l'activité physique, couplée à une alimentation équilibrée, reste tout simplement *in-dis-pen-sable* à notre organisme. Comme dans les temps anciens, sans bouger, cette machine si fascinante et complexe se grippe, se raidit, s'encrasse, s'emballe, voire s'arrête prématurément. Simplement parce que le corps humain est fait pour se mouvoir régulièrement.

Vous avez dit «bouger»?

Pour préciser de quoi nous parlons exactement, voici d'abord quelques définitions:

- **L'inactivité physique ou la sédentarité:** les mouvements sont réduits au strict

*Hippocrate, *Du régime,* CUF, Les Belles Lettres, traduction de R. Joly, 1967, 253 p.

minimum, avec une faible dépense énergétique, insuffisante pour l'organisme. C'est le cas lorsque nous regardons la télévision, jouons aux jeux vidéo ou effectuons des activités intellectuelles.

- **L'activité physique:** ce n'est pas uniquement le sport, mais tout mouvement corporel produit par les muscles, entraînant une augmentation substantielle de la dépense énergétique (des calories), au-dessus de la dépense énergétique au repos. Cela inclut les mouvements dits fonctionnels, soit du quotidien (ménage, jardinage, déplacements, etc.), au travail ou durant les loisirs (sportifs ou non).
- **L'activité sportive:** souvent confondue avec l'activité physique, c'est une activité structurée, pratiquée de façon répétitive sur une période donnée, dans le but d'améliorer sa performance ou une composante de sa condition physique – par exemple la vitesse, l'endurance ou la souplesse.

Bienfaits pour la santé et le bien-être

Ces dernières années, le nombre d'études sur la question a décuplé. On sait désormais que la sédentarité a des conséquences aussi néfastes sur la santé publique que le tabagisme. Et il ne se passe presque pas un jour sans que soient publiées de nouvelles recherches démontrant les bienfaits de l'activité sur la santé et le bien-être de l'homme.

Moins de maladies

Aujourd'hui, les scientifiques ont ainsi la certitude que bouger réduit un certain nombre de risques de maladies, dont:

- **Les maladies cardiovasculaires** (maladies coronariennes, accidents cérébrovasculaires, artériosclérose, hypertension artérielle notamment): principales causes de mortalité en Suisse et dans le monde. Les personnes inactives y sont deux fois plus exposées que les gens physiquement actifs.
- **Le surpoids et l'obésité:** l'obésité, tant des adultes que des jeunes, est en train de devenir l'un des principaux problèmes de santé publique. Or, bouger, c'est dépenser de l'énergie, et donc des calories. Logique alors qu'être actif contribue à prévenir le surpoids et également à perdre du poids, à condition de le faire régulièrement et durablement.
- **Le diabète:** les patients qui en sont atteints (plus de 250 000 en Suisse, dont près de 100 000 Romands) ont aussi plus de risques de maladies cardiovasculaires. L'activité physique aide également à diminuer les risques de diabète de type II, qui touche davantage les personnes en surpoids et souffrant d'hypertension. Elle améliore également l'état des personnes qui en souffrent.
- **Le cancer:** les risques de contracter certains cancers parmi les plus fréquents, dont ceux du côlon, du sein et de la prostate, sont réduits chez les gens physiquement actifs.
- **Les problèmes de dos:** les risques de souffrir du dos sont accrus pour ceux qui font un travail éprouvant physiquement, mais également pour les personnes ayant un emploi sédentaire (par exemple dans un bureau).
- **L'ostéoporose:** l'activité physique, dès le plus jeune âge, rend les os plus denses, contribuant à prévenir cette maladie à l'âge adulte.
- **Le stress et l'anxiété:** ils sont réduits chez les personnes actives.
- **Les dépressions:** elles sont nettement améliorées par l'activité physique.

Bon pour le moral et la vie sexuelle

Par ailleurs, l'activité physique est excellente pour le moral et l'estime de soi. Elle donne

12 ans de jeunesse en plus

Selon une récente étude canadienne, la pratique régulière d'exercices cardiovasculaires (qui renforcent le cœur et les poumons), permettrait de retarder le processus de vieillissement de douze ans. Les exercices ralentiraient et inverseraient même la diminution de la musculature, de l'équilibre et de la coordination. En effet, un homme qui ne pratique pas régulièrement de sport perd peu à peu, à partir de 20 ans, sa condition physique et sa musculature. Dès 60 ans, celles-ci sont réduites de 50%. Pour les femmes, cette dégradation ne commence que vers trente-cinq ans pour atteindre les 50% également vers l'âge de 60 ans.

plus d'énergie, en soulageant justement du stress et de la fatigue. Ce qui permet également d'avoir une vie sexuelle plus épanouie. En effet, celle-ci dépend de l'état de santé général, de la capacité de se détendre et d'une certaine endurance cardiovasculaire.

Bénéfices pour les seniors

A côté des bienfaits pour tout un chacun cités ci-dessus, l'activité physique permet aux personnes âgées de:

- maintenir leur autonomie et leur mobilité: plus souples, plus musclés et avec un meilleur sens de l'équilibre, elles risquent moins de chuter et ont plus d'assurance;
- améliorer leur énergie;
- avoir un meilleur sommeil;
- se sentir plus détendues;
- faire de nouvelles rencontres et être plus satisfaites de leur vie.

Bénéfices pour les juniors

En trente ans, l'activité physique des enfants et adolescents a diminué de 70% dans les

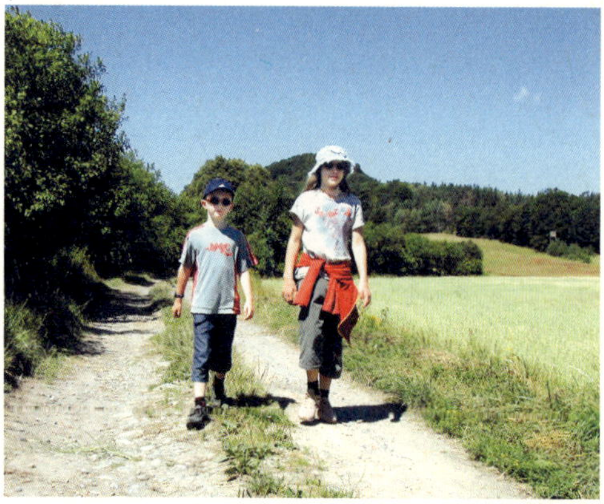

pays industrialisés! Or, bouger suffisamment est tout simplement essentiel pour leur santé et leur développement.

> Prévention de maladies durant l'enfance

L'activité physique joue notamment un rôle important dans la prévention de maladies telle l'obésité – un fléau qui prend des proportions préoccupantes parmi les jeunes, toujours plus sédentaires. Les enfants pratiquant un sport sont aussi moins sujets au tabagisme.

> Prévention de maladies à l'âge adulte

Bouger suffisamment durant l'enfance réduit le risque de souffrir de certaines maladies à l'âge adulte. Par exemple du diabète, dont un nombre grandissant de jeunes adultes est atteint, et également des maladies coronariennes ou d'hypertension.

> Développement physique et psychique

Par ailleurs, l'activité physique des enfants et adolescents contribue à:

- développer leurs capacités motrices (force, vitesse, agilité, endurance, résistance);
- avoir une bonne posture et un bon équilibre;
- favoriser un bon sommeil;
- diminuer le stress, les angoisses et les dépressions (certains en souffrent autant que les adultes);
- améliorer l'estime et la confiance en soi;
- exercer et consolider les capacités du cerveau;
- avoir une meilleure hygiène de vie et être moins sujets à la délinquance.

Bénéfices pour les futures mamans

Etre enceinte, ce n'est pas une maladie, et donc pas un obstacle à l'activité physique. Au contraire, c'est même vivement indiqué aux futures mères pour prévenir divers problèmes et risques.

- Elles auront une meilleur condition physique: elles s'essouffleront moins et moins vite, auront plus de force et d'endurance musculaires, et seront plus souples. Des avantages indéniables au moment de l'accouchement, un acte très éprouvant, qui requiert toutes les forces de la femme enceinte.
- Elles risquent moins l'œdème, le gonflement des chevilles et des jambes.
- Elles seront moins fatiguées.
- Elles prendront moins de poids.
- Elles courent moins le risque de souffrir de diabète gestationnel, d'hypertension, de prééclampsie (convulsions nuisibles pour le bébé qui peuvent survenir durant le dernier trimestre), de maux de dos.
- Elles se remettront mieux et plus vite de l'accouchement.

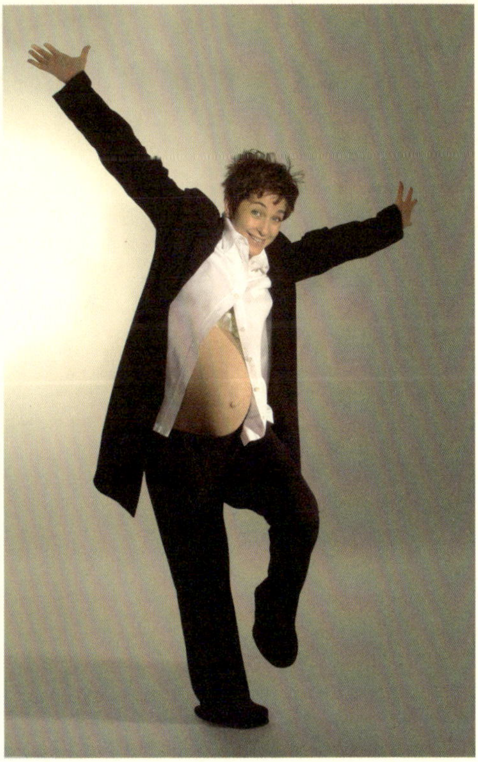

LES PRÉCAUTIONS POUR LES FEMMES ENCEINTES

On recommande 30 minutes d'une activité modérée, trois à cinq fois par semaine, aux futures mères. Les exercices doivent être adaptés au fur et à mesure de l'avancement de la grossesse. De nombreux centres de fitness, sages-femmes, etc., proposent des cours spécifiques aux femmes enceintes. Certains sports sont particulièrement recommandés, notamment aux femmes qui étaient sédentaires, et également en fin de grossesse: aquagym, natation, marche et vélo d'appartement. A proscrire: les disciplines impliquant des sauts (par exemple, volley et jogging), des changements de direction brusques (par exemple, tennis), des chutes (équitation, ski alpin ou nautique, etc.) ou des contacts (par exemple, basket). Il existe de rares contre-indications. Dans tous les cas, demandez l'avis de votre obstétricien.

Après l'accouchement

Après l'accouchement, il est conseillé de ne pas reprendre la vie active avant un mois et demi, voire deux. C'est le temps nécessaire à effectuer la rééducation périnéale (lire chapitre 6) *et de renforcer le plancher pelvien, pour éviter incontinence et descente de vessie notamment.*
Par contre, rien n'empêche une maman de redevenir physiquement active pendant qu'elle allaite, car cela n'a aucune incidence sur la quantité ou la qualité du lait maternel.

COMMENT DÉPENSER 150 KCAL

Ci-dessous, la durée d'une activité physique nécessaire à un adulte pesant 70 kg pour dépenser 150 kcal, soit, par exemple, l'équivalent de deux tranches de pain, un cornet de crème glacée à une boule, une canette de boisson gazeuse régulière, une bière ou trois quarts de tasse de riz.

Activités quatre saisons	
Regarder la TV assis	143 min
Faire l'amour, modéré	99 min
Lire, assis	99 min
Téléphoner, assis	86 min
Réunion de travail, assis	86 min
Ecrire à l'ordinateur	86 min
Jouer aux cartes	86 min
Prendre un bain	65 min
Conduire	65 min
Marche lente au travail	65 min
Coudre (machine)	52 min
Pousser poussette et bébé	52 min
Jouer du violon	52 min
Jouer aux quilles, frisbee, récréatif	43 min
Jouer au volley, récréatif	43 min
Marche avec charge (+ de 1 kg)	43 min
Travaux de menuiserie	37 min
Taïchi, étirements, yoga	32 min
Se doucher	32 min
Badminton, récréatif	29 min
Danser	29 min
Nager, sans faire de longueurs	21 min
Courir, 8 km/h	16 min
Jouer au basket	16 min
Jouer au tennis en simple	16 min
Courir	14 min
Jouer au squash, récréatif	11 min

Activités «remue-ménage»	
Laver, étendre et plier le linge	65 min
Faire le lit	65 min
Laver la vaisselle	56 min
Repasser	56 min
Balayer le plancher	52 min
Sortir la poubelle	52 min
Changer les draps	52 min
Épousseter	52 min
Cuisiner	52 min
Servir les repas	52 min
Mettre la table	52 min
Ranger les courses	52 min
Emballer des boîtes, debout	43 min
Faire les courses sans caddie	37 min
Balayer garage et trottoir	32 min
Poser ou enlever du tapis	29 min
Peindre, tapisser, plâtrer	29 min
Peindre la maison, extérieur	26 min
Monter les sacs d'épicerie à l'étage	16 min

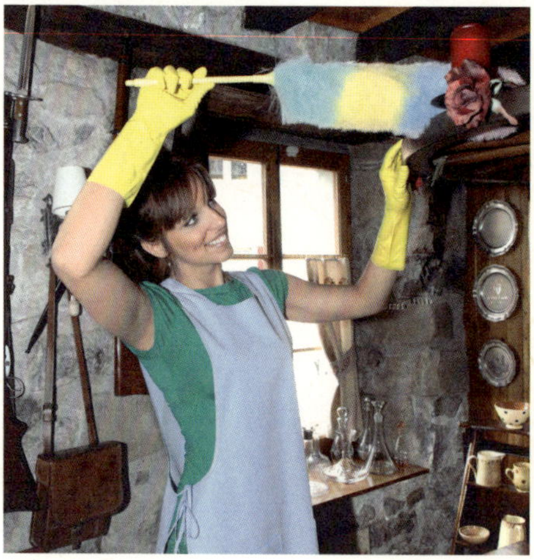

Source: Diabète Québec et Dr Carole Lavoie, Ph.D, Département des sciences de l'activité physique, Université du Québec à Trois-Rivières. Mars 2002. Révisé en février 2004.

Besoins de mouvement à tout âge

Excellente nouvelle: nul besoin de faire beaucoup d'exercice! Tout ce qu'il faut pour qu'un adulte puisse bénéficier de la plupart des bienfaits cités dans les pages précédentes, et donc améliorer sa santé, sa qualité de vie, son bien-être et ses performances, c'est d'accumuler **chaque jour 30 minutes d'activité modérée.**

De plus, pas besoin d'en faire 30 minutes d'affilée. On peut aussi découper ce temps en trois fois 10 minutes, faciles à intégrer dans les 1440 minutes que compte une journée.

Une activité modérée *(voir tableau p. 14)*, c'est faire par exemple 30 minutes de marche rapide. Mais si on préfère marcher à pas plus tranquille, pas de problème: il suffit alors de pratiquer plus souvent ou plus longtemps, voire les deux.

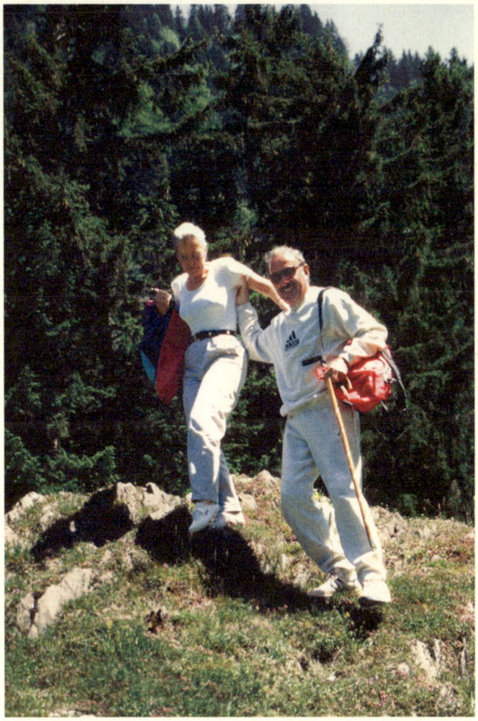

Changer simplement son quotidien

Nul besoin non plus de devenir membre d'un club de fitness ou autre sport. Changer quelques habitudes de vie quotidienne suffira à améliorer votre santé: marcher pour vous rendre au travail ou acheter le journal, jardiner, etc., constituent d'excellents moyens de vous tenir en forme au quotidien. Pourvu qu'en fin de journée, tous les petits efforts réunis équivalent à une trentaine de minutes.

Ceux qui auront duré moins de dix minutes – monter un escalier, porter ses courses, etc. – apportent également un bénéfice (renforcement des muscles, souplesse, etc.).

Vous trouverez de multiples idées et suggestions pour parvenir à intégrer l'activité au quotidien au chapitre 3.

Améliorer sa condition physique

Ceux qui sont déjà actifs, tout comme ceux qui ont décidé de le (re)devenir, peuvent encore améliorer leur condition physique en ajoutant de l'exercice supplémentaire aux 30 minutes par jour du quotidien.

Il est conseillé de pratiquer des activités permettant d'entraîner l'endurance, la force et la souplesse. Voici les recommandations par tranche d'âge:

Adultes (18 à 55-60 ans)

- **Endurance (entraînement cardiovasculaire):** au moins trois fois par semaine plus de 30 minutes d'exercice d'intensité moyenne (marche rapide, nordic walking, par exemple) ou 20 minutes à intensité élevée (jogging par exemple). On peut évidemment aussi combiner les deux, par exemple en effectuant 30 minutes de vélo, 20 minutes de natation et 20 minutes de jogging *(lire chapitres 7 et 8)*.
- **Renforcement musculaire:** au moins deux fois par semaine, mais non consécutifs, en travaillant les principaux groupes musculaires *(lire chapitre 5)*. Les activités

de la vie courante, telles faire le ménage ou tondre le gazon, peuvent être prises en compte.
- **Assouplissement:** sous forme de stretching *(lire chapitre 6)* et de gymnastique.

Les plus de 60 ans aussi

Les seniors aussi ont besoin de bouger. Et même s'ils sont sédentaires depuis un certain temps ou souffrent de problèmes de santé, ils peuvent devenir actifs selon leurs capacités. De toute manière, avant de se lancer, il faut consulter son médecin.
Pour les aînés, les recommandations sont légèrement différentes de celles pour les adultes plus jeunes. (Il s'agit évidemment de les adapter aux capacités de chacun, en privilégiant par exemple des activités physiques d'intensité modérée plutôt que d'intensité élevée.)
En plus des 30 minutes ou 3 x 10 minutes dans le quotidien, les experts préconisent aussi:
- **Endurance:** trois fois par semaine.
- **Renforcement musculaire:** deux à quatre fois par semaine.
- **Assouplissement:** chaque jour pour les aînés *(lire les suggestions d'exercices pour seniors dans les chapitres concernés).*

Une fois de plus, pas besoin de devenir sportif forcené ou gymnaste aguerri, mais simplement être régulier et constant.

Pour l'autonomie

Varier les activités, en n'oubliant pas celles renforçant l'assouplissement et l'équilibre, diminue notamment le risque de chute pour les seniors. Cela leur permet également de préserver leur autonomie au quotidien (nouer les lacets, s'accroupir et se relever sans peine, entrer et sortir de la baignoire, porter les sacs d'emplettes, monter des escaliers, etc.). Là aussi, les tâches de tous les jours – ménage, jardinage, etc. – sont à ajouter au capital d'exercices dès qu'elles durent plus d'une dizaine de minutes.

Enfants et adolescents

Les jeunes enfants ont besoin chaque jour d'au moins 60, voire 120 minutes, et les adolescents d'au moins 60 minutes d'activité physique d'intensité modérée à élevée. Ne les freinez donc pas dans leur soif de courir, sauter, grimper, nager, se balancer, jouer, etc. Des activités qui renforcent leurs os (par exemple, sauter), stimulent le système cardiovasculaire (courir, nager, pédaler), renforcent leur muscles (se balancer, lancer), servent à acquérir ou conserver la souplesse (gymnastique) et à améliorer leur habileté (jouer au ballon, marcher sur des troncs, escalader).
Cela sous forme de jeux de toute sorte, d'activités quotidiennes et de sport, adaptés à leur âge *(lire chapitre 8)*. Jusqu'au début de l'adolescence, l'accent est à mettre sur l'endurance (efforts légers à modérés). Ensuite, on privilégiera la résistance (efforts plus intenses).

Hygiène de vie

En résumé: bouger devrait tout simplement faire partie de l'hygiène de vie de chacun, comme se laver les dents. En effet, être actif un certain temps, puis arrêter, n'a aucun effet préventif et bienfaisant à long terme, même si l'on a été un grand sportif pendant un certain temps: on n'en bénéficiera pas plus tard si l'on arrête d'être actif.
Un footballeur qui arrête le sport à 30 ans, par exemple, et devient sédentaire, ne sera pas en meilleure forme à 60 ans que les hommes de son âge.
Seule exception, la santé des os: s'ils n'ont pas été suffisamment renforcés pendant l'enfance et l'adolescence déjà, période durant laquelle se constitue la masse osseuse, ce déficit ne peut être compensé que partiellement lorsqu'on vieillit.

Pour aller plus loin:
bibliographie et sites internet utiles en annexes

{ CHAPITRE 2 }

TROUVER LA MOTIVATION

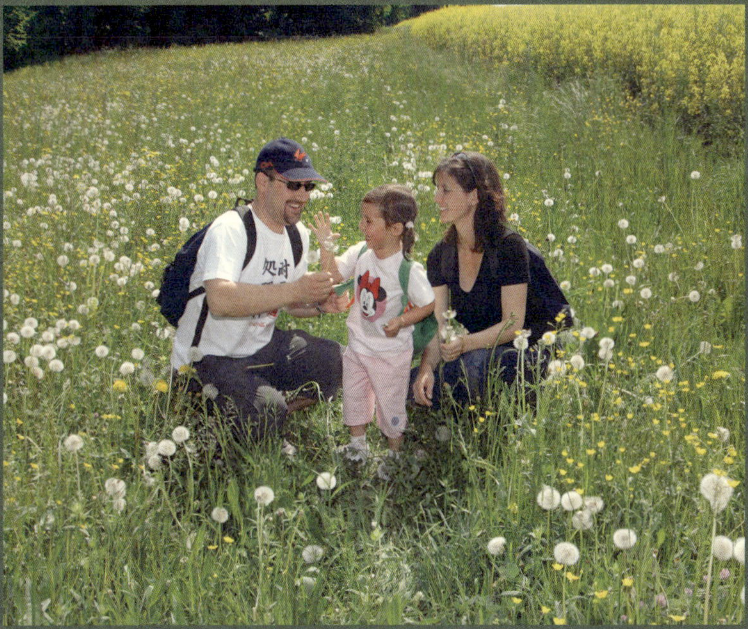

TROUVER LA MOTIVATION

Comment adopter le style de vie actif

Si vous lisez ce livre, c'est que vous avez franchi un premier pas essentiel: vous avez pris conscience des nombreux bienfaits et de la nécessité d'être actif et souhaitez vous y (re)mettre. Etape suivante, primordiale et pas vraiment évidente: trouver la motivation nécessaire pour réaliser cette envie et persévérer.

Pourquoi les Suisses ne bougent pas assez

Parmi les principales raisons invoquées par les personnes inactives pour expliquer leur sédentarité, il y a le manque de temps, l'absence d'envie et de plaisir, les raisons de santé, la fatigue, d'autres centres d'intérêt ou encore des horaires de travail inadaptés ou trop importants.

Les bonnes raisons pour (re)devenir actif

Voici quelques raisons à garder en mémoire pour vous motiver à faire le premier pas, puis à persévérer dans votre nouvelle vie active. Vous pouvez compléter cette liste, de loin pas exhaustive:

- Je serai mieux dans ma peau.
- Je serai moins stressé(e), plus détendu(e).
- Je perdrai mes kilos en trop.
- Je dormirai mieux.
- J'aurai plus d'énergie et serai moins fatigué(e).
- J'aurai plus de force, de souplesse et d'endurance.
- Je tomberai moins souvent malade.
- Je choisis une activité que j'aime et que j'aurai donc du plaisir à pratiquer.
- J'aurai davantage confiance en moi et une meilleure estime de moi-même.
- J'oserai davantage sortir seul(e) sans craindre de tomber.
- Je vivrai plus longtemps et en meilleure forme.

Pensez aussi à ce que cela change dans votre relation aux autres, à votre famille, à vos amis. Par exemple:

- J'aurai plus de force et de souplesse pour jouer avec mes enfants, mes petits-enfants.
- J'accepterai plus souvent les invitations à sortir de mes amis parce que je serai moins fatigué(e).
- Je serai moins stressé(e) et plus disponible pour mon conjoint.
- J'aurai moins mal au dos en faisant le ménage.
- Etc.

Les mauvaises excuses pour rester inactif

A l'inverse, les mauvaises excuses ne manquent pas non plus. Notamment:

- **Le manque de temps:** nous l'avons vu, il suffit de trois fois dix minutes d'activité par jour, sans aller dans un fitness ou autre cours de gym. Ce qui représente à peine 3% du temps d'éveil moyen par jour. Vous les trouverez avec quelques simples changements dans vos habitudes quotidiennes, par exemple en descendant du bus un arrêt avant votre destination. Laissez-vous inspirer par nos suggestions au chapitre suivant.

- **La mauvaise condition physique:** c'est justement une excellente raison de bouger. En commençant à être actif de façon modérée, et en augmentant l'effort progressivement, le passage à une vie active se fera sans heurts, même pour les moins entraînés.
- **La météo:** c'est souvent un prétexte – trop froid, trop chaud, trop pluvieux, etc. Pourtant, rien ne vous empêche de marcher sous la pluie ou par temps plus froid. Il suffit de bien vous équiper. S'il fait trop chaud, pourquoi ne pas vous rafraîchir en nageant, ou en marchant en forêt ou en montagne? Et lors des pires conditions météorologiques, vous pouvez remettre l'activité de plein air prévue au lendemain et faire un peu de musculation ou de stretching chez vous, ou tout simplement du rangement ou le ménage en retard – cela aussi, rappelons-le, fait travailler diverses parties du corps.
- **Des raisons de santé:** comme nous l'avons vu en début de chapitre 1, de nombreux problèmes de santé sont améliorés par l'activité physique. Dans tous les cas, renseignez-vous auprès de votre médecin traitant.
- **La fatigue:** elle peut justement être combattue par l'activité physique, qui procure de l'énergie. D'ailleurs, paradoxalement, être fatigué provient souvent du manque d'exercice.
- **Trop d'efforts pour atteindre un résultat:** même après de longues années de sédentarité, il ne faut que quatre à cinq semaines pour que vous ressentiez des effets positifs sur votre organisme. Ainsi, votre pouls battra plus lentement au repos, et à l'effort, vous serez moins essoufflé(e), aurez plus de force et d'endurance, vous vous sentirez moins stressé(e) et aurez une meilleure capacité de concentration, notamment. Même après la première séance de marche de quinze minutes, par exemple, vous remarquerez les bienfaits de l'exercice et vous vous sentirez tout de suite plus détendu(e) et plus éveillé(e).
- **Peur de se blesser:** cette peur est justifiée si vous commencez subitement à jouer au squash ou au football ou à faire du ski alpin après une longue période sans entraînement. C'est pourquoi il faut débuter progressivement et par une activité sans risque, dont vous pouvez facilement contrôler l'intensité (marche, walking, p.ex.).

Le plaisir, un moteur indispensable

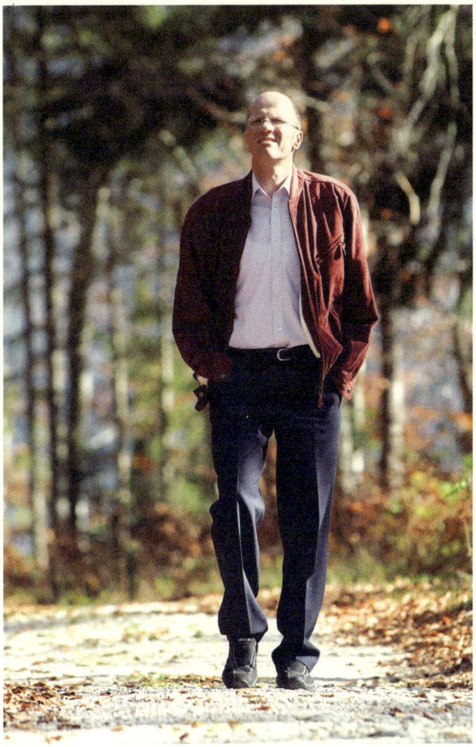

Tout d'abord, changez votre façon d'aborder les choses. Essayez de ne plus considérer l'activité physique comme une obligation et une corvée, mais faites-en des moments de plaisir.
Ainsi, ne vous dites pas: je dois encore marcher vingt minutes aujourd'hui. Encouragez-vous plutôt: je vais profiter de cette belle fin de journée pour marcher et m'aérer une

demi-heure au parc, au bord du lac, à la campagne, etc.

De même, à chaque fois que vous bougez, prenez conscience des aspects agréables tels l'environnement (végétation, odeurs, animaux, etc.), les bonnes sensations de votre corps en mouvement, les rencontres que vous faites, etc.

Le plaisir, c'est d'ailleurs également le maître mot qui doit guider le choix de votre activité. Inutile de vous forcer à faire du jogging alors que vous n'avez jamais aimé courir, ou de vous mettre à la natation alors que vous avez peur de l'eau et que, de surcroît, la piscine la plus proche se trouve à l'autre bout de la ville. Optez de préférence pour une activité que vous puissiez pratiquer assez près de chez vous ou de votre lieu de travail, dans un parc, une forêt, sur des chemins de campagne, des lacs et piscines. Ainsi, vous ne perdrez pas trop de temps en déplacements.

A cet effet, vous trouverez dans le chapitre 7 la présentation des activités d'endurance les plus adaptées aux débutants et à la saison.

Tenez aussi compte de votre caractère. Si vous êtes du genre solitaire, faites plutôt du vélo et évitez la piscine, surtout l'été. Vous avez besoin de contacts? Joignez-vous à un groupe de marche.

Pas de performances inutiles

Lorsque vous débutez, commencez lentement et augmentez progressivement le rythme. Si vous effectuez déjà des activités d'intensité légère, passez à des activités exigeant un peu plus d'efforts. Mais sans chercher la performance. En faire trop ou vous mettre la pression risque de vous démotiver si vous n'atteignez pas le but fixé (trop haut) et que de surcroît le plaisir et le bien-être ne sont plus au rendez-vous.

Ecoutez votre corps, c'est le meilleur indicateur de l'adéquation de vos objectifs. De même, ne laissez pas les autres vous entraîner à en faire trop. N'essayez pas de suivre ou d'imiter quelqu'un de très actif, qui a déjà un certain niveau, plus élevé que le vôtre.

Si vous n'y arrivez pas seul

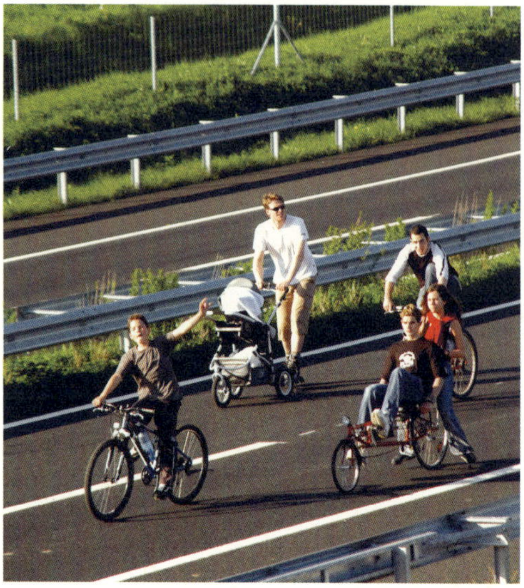

Si vous n'arrivez pas à vous motiver seul, et que personne dans votre proche entourage n'est prêt à se lancer avec vous, il existe de nombreuses possibilités pour trouver de la compagnie active. Quelques suggestions:

- Renseignez-vous sur l'offre d'activités de votre quartier ou de votre commune (club de gym, de ski, groupes de marche ou de nordic walking, etc.), ou d'associations (notamment Pro Senectute pour les aînés, *lire encadré*) offrant des initiations et autres cours à bas prix.
- Tenez-vous au courant des manifestations régulièrement organisées dans les villes et régions (demandez l'agenda aux Offices du tourisme ou Services des loisirs communaux), toujours plus nombreuses, surtout en été: initiations sportives, journées à vélo, marches populaires, inaugurations de centres sportifs, etc. Vous pourrez en profiter pour essayer de nouvelles activités.
- Organisez un club de marche, de walking, etc., dans votre quartier ou entre collègues.
- Participez à des cours de danse, par exemple avec votre conjoint ou un(e) ami(e), à deux ou en groupe.

ACTIVITÉS POUR LES AÎNÉS

Pour les seniors de tous âges qui souhaitent (re)devenir actifs et qui désirent le faire avec d'autres personnes de leur âge, Pro Senectute propose dans tous les cantons une large palette d'activités, spécialement destinées aux plus de 65 ans:*

- *aqua-fitness;*
- *danse;*
- *excursions à vélo;*
- *gymnastique;*
- *gymnastique-mobilité en EMS;*
- *randonnées;*
- *ski de fond / randonnées à ski / balades en raquettes;*
- *ski alpin;*
- *tennis;*
- *walking / jogging.*

D'autres organismes organisent de telles activités dans le cadre du concept «Sport des aînés» soutenu par l'Office fédéral du sport (liste sur www.seniorensport.ch).

**Renseignements: Pro Senectute Suisse, PS sport, Rue de Simplon 23, 1800 Vevey, www.prosenectute.ch*

Motiver les enfants

Un enfant qui a pris l'habitude de pratiquer régulièrement une activité physique a de grandes chances de la conserver toute sa vie. Le mieux, surtout avec les plus jeunes, c'est évidemment de mener une vie active avec eux, en bougeant et jouant en famille *(lire chapitre suivant)*. Mais pour que cela devienne un véritable mode de vie, il est important aussi d'intégrer l'activité dans leur propre quotidien, sans vous.

- Aménagez leur chambre de manière à ce que cela les pousse à bouger: pas de télé ni d'ordinateur (et ne les laissez pas non plus y manger, grignoter…).
- Limitez le temps devant le téléviseur ou l'ordinateur. Fixez-leur des heures avec TV/ordinateur/console de jeux, et également des jours sans médias où ils pratiqueront des loisirs moins sédentaires.
- Si vous vivez en appartement, sans jardin, explorez avec eux les possibilités d'activités physiques dans le quartier (place de jeux, parc, rampe de skate-board, etc.).
- Montrez-leur le bon exemple en sortant tous les jours, même par mauvais temps.
- Encouragez-les à se déplacer à pied, à planche à roulettes, à patins à roulettes, à trottinette, etc., au lieu du bus, si le trafic le permet et que la destination n'est pas trop éloignée. Pourquoi ne pas organiser un «convoi» entre copains du quartier pour se rendre à l'école en bougeant, par exemple *(lire l'encadré sur les Pédibus, en p. 35)*.
- Offrez-leur des cadeaux qui incitent à bouger: vélo, planche à roulettes, frisbee, jeux de balle, ballon de basket, raquette de badminton, etc. Si vous avez la place, pourquoi ne pas installer une balançoire, un filet de volley-ball, une table de ping-pong, un panier de basket, des buts pour jouer au foot, etc.?
- Organisez des minitournois sportifs (par exemple jeux de ballon, tir à la corde, course, etc.) avec leurs copains ou les enfants des voisins.
- Encouragez-les à participer à une activité de loisirs ou sportive extrascolaire *(lire aussi chapitre 8)*.

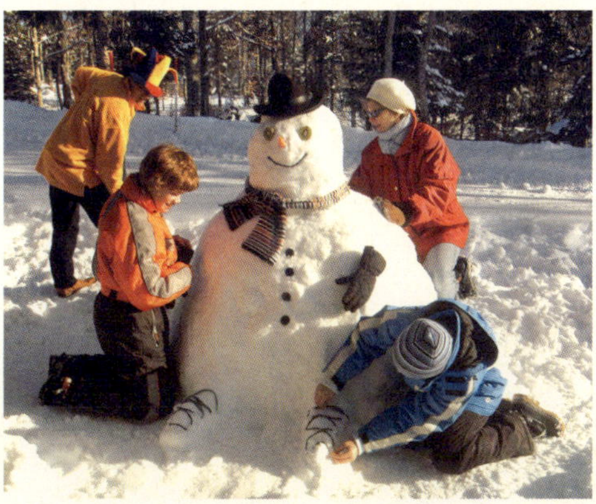

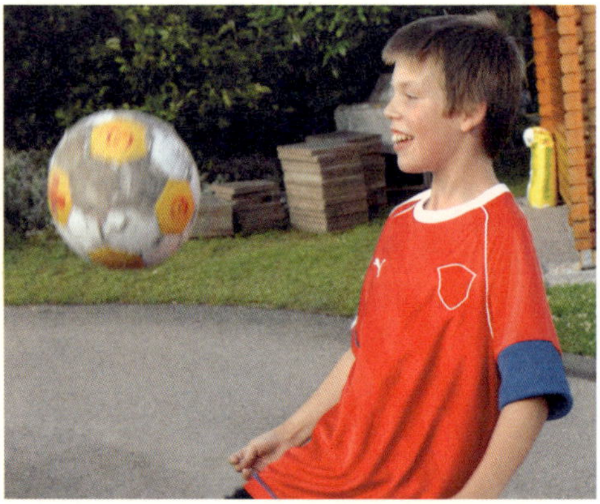

- Faites-les participer à des camps, des colonies de vacances ou à des week-ends actifs si cela leur dit – et dans la mesure de vos moyens. Cela leur permettra de découvrir de nouvelles activités et disciplines sportives. Il existe également de nombreux camps «nature», où l'activité est associée à la découverte et à la sensibilisation à la protection de la flore et de la faune. Par exemple au PandaClub du WWF (www.pandaclub.ch), qui offre des séjours estivaux (grimpe, balades en compagnie de lamas, treks, balades à vélo, découverte de rivières, camps à la ferme, etc.) et d'hiver.

Fitness pour tous: les parcours Vita

C'est le plus grand centre d'activités physiques du pays, gratuit, ouvert jour et nuit et en général situé en pleine nature. Vous aurez reconnu les parcours Vita (devenus les *Zurich parcoursvita*).
Nés il y une quarantaine d'années, le pays en compte aujourd'hui plus de 500 au bord des lacs et rivières, à la montagne, à la campagne, dans des parcs publics ou en forêt. Idéal pour (re)commencer une activité physique, seul, ou en famille, en plein air et de manière ludique.
Les nouveaux parcours sont composés de quinze postes, qui suggèrent chacun deux ou trois exercices à choix, permettant un programme d'activités complet. En effet, chaque proposition vise une activité d'entraînement, signalée en couleurs: l'endurance en turquoise, la mobilité et l'agilité en jaune et la force en rouge.
Cela permet de composer votre propre programme selon vos envies, besoins et capacités personnels. Vous pouvez travailler uniquement votre agilité, par exemple, si vous entraînez déjà l'endurance par ailleurs, ou simplement utiliser la piste pour faire votre jogging.
Comme tous les parcours ont été mesurés, des panneaux informatifs vous permettent de calculer vos dépenses énergétiques et vos performances, ou de mener un test d'endurance pour évaluer votre forme du moment.

Où les trouver

Toutes les localités où trouver un parcours sont indiquées sur le site www.parcoursvita.
On peut aussi commander la liste à la Fondation Parcours Vita, cp 92, 1723 Marly, ou sur info@vitaparcours.ch

Les enfants aussi

Les enfants peuvent également effectuer les exercices et mouvements du parcours, dans la mesure de leurs moyens et à leur rythme bien sûr, par exemple en marchant au lieu de courir.
Expliquez-leur chaque exercice en détail et contrôlez qu'ils prennent les bonnes postures. Ne les forcez jamais, sous peine de leur ôter le goût d'y revenir.
Ici aussi, l'aspect ludique est à privilégier. On peut par exemple allier les exercices à des jeux tels une partie de chasse au trésor (trouver dix feuilles d'arbres ou d'arbustes différentes; dénicher dix jolis cailloux, etc.). Plus l'enfant aura de plaisir, plus il aura envie de recommencer à bouger!

Avec les plus grands, on peut faire des mini-compétitions familiales.
Petits ou grands, n'oubliez pas de les encourager en les félicitant. Cela aussi sert la motivation.

S'échauffer avant tout

Ici comme ailleurs, l'échauffement est indispensable pour ne pas se blesser. C'est pourquoi chaque piste offre un début de chemin sans postes d'exercices afin d'éviter les départs à froid.
Pour vous échauffer, en restant détendu, vous pouvez, par exemple:

- courir lentement en tournant les bras en avant et en arrière;
- marcher de côté;
- lever les talons jusqu'aux fesses en marchant;
- lever les genoux légèrement devant.

Top départ!

Une fois bien échauffé et stretché, il n'y a plus qu'à démarrer. Les débutants commenceront plutôt par un parcours de reconnaissance sur un rythme tranquille. Car il serait inutile et contreproductif de vous surmener dès le premier jour. N'oubliez jamais: le plaisir doit primer sur l'effort! Alors détendez-vous entre les exercices, respirez profondément l'air frais et profitez-en pour observer et sentir la nature autour de vous.

Fin d'entraînement

A la fin du parcours, ralentissez pendant quelques minutes en marchant et en respirant profondément, afin de détendre vos muscles et d'apaiser le système cardiovasculaire. Vous pouvez aussi effectuer quelques exercices de mobilité.
Après l'entraînement, n'oubliez pas de faire quelques mouvements d'étirement. Vous trouverez des propositions sur les panneaux du parcours.

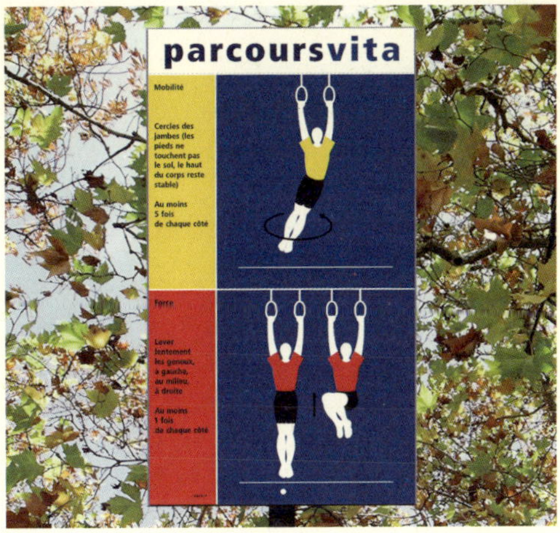
parcoursvita
Mobilité
Cercles des jambes (les pieds ne touchent pas le sol, le haut du corps reste stable)
Au moins 5 fois de chaque côté
Force

Progresser par étapes

La première semaine, faites un seul parcours. Les six jours restants, pensez simplement à bouger plus que d'habitude dans le quotidien *(lire chapitre 3).*
Après deux à trois semaines, quand votre organisme se sera habitué à la nouvelle activité, vous pouvez augmenter progressivement le nombre de parcours jusqu'à deux, trois par semaine, sans jamais trop forcer. Là aussi, ce qui compte, c'est la régularité. Vous pouvez d'ailleurs effectuer certains des exercices chez vous, en vacances ou pendant le travail. Une petite brochure gratuite* les décrit et prodigue des conseils d'entraînement.

Attention aux genoux!

Pour prévenir les problèmes de genoux, et pour les personnes souffrant déjà de tels problèmes, il faut veiller à ne pas descendre trop bas et ne pas les plier au-delà de 90 degrés lors de certains exercices de force. Sans quoi, la charge devient trop importante. De même, en cas de problème ou de faiblesse connue, il faut éviter de courir en descente.

* «parcoursvita – Du mouvement sur mesure», *commande à: Fondation Parcours Vita, cp 92, 1723 Marly 1, tél.: 026 430 06 06.*

Wii, mais...

Alors que la sédentarité préoccupe les services de santé publique du monde industrialisé, d'autres membres de ce monde semblent avoir flairé le bon filon pour élargir leur public cible. Ainsi, Nintendo a envahi les rayons des magasins avec sa console de jeux Wii Fit. Et Ubisoft a sorti au début de l'été 2008 le jeu *Je garde la ligne* pour la Nintendo DS (une miniconsole de jeux de poche).
Tous deux sont censés motiver les sédentaires à bouger et à retrouver la forme *(lire encadré en p. 28)*. Des arguments qui peuvent en effet attirer davantage de clients femmes et de nouveaux joueurs plus âgés.

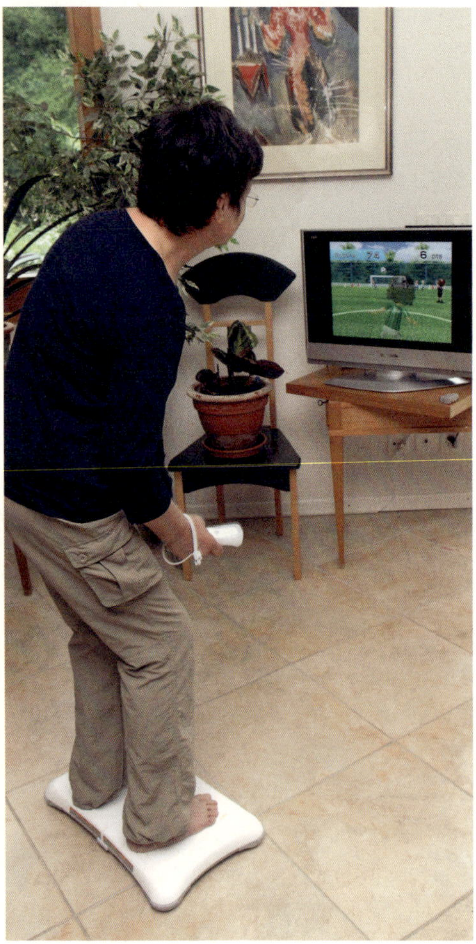

Nous avons fait essayer les deux jeux à Mylène Schenk, physiothérapeute et maîtresse d'éducation physique et de sport. La spécialiste a notamment fait l'exercice avec une sexagénaire (Christine Nikles, *photo ci-dessous*). Ainsi, elle a pu observer comment cette dernière exécutait les instructions de mouvements données par le coach virtuel de la Wii Fit. Voici ses principales remarques.

Un jeu simplement

La Wii Fit est un jeu amusant, mais ne saurait être une alternative valable à l'activité physique. Elle donne certes de bons conseils et des informations exactes sur les bienfaits de l'activité physique, mais le logiciel manque de précision dans le langage, notamment dans la désignation des parties du corps, ou en confondant par exemple *étirer* et *raffermir*.
Le fait d'avoir à se tenir sur la balance board rend le tout très statique et ne laisse pas assez de liberté de mouvement – un comble pour un jeu censé faire bouger! Et comme il faut garder en main la manette de commande, on risque de souffrir de crampes.

Exercices risqués

Mais surtout, un certain nombre des exercices proposés peuvent à la longue faire plus de mal que de bien, car on les fait seul devant sa télé, sans personne pour veiller à leur bonne exécution. A moins de les effectuer d'abord en compagnie d'un coach professionnel en chair et en os qui observe l'utilisateur et corrige ses postures et mouvements (trop penché, trop cambré, tordu, etc.). Dans tous les cas, il faudrait au minimum se regarder dans un miroir pendant qu'on exécute les exercices.
De plus, certains des mouvements, par exemple de yoga, peuvent entraîner la chute du joueur – rappelons qu'il se tient sur une petite plate-forme pendant qu'il effectue ses exercices. D'autres, dont un exercice de renforcement des muscles abdominaux, ne sont pas du tout adaptés aux novices, ou

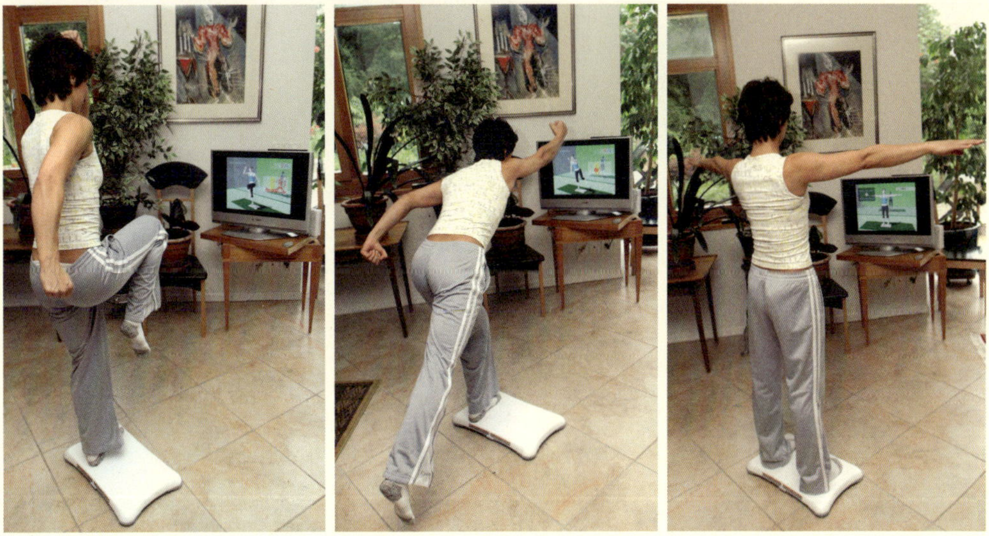

font subir de trop lourdes charges aux articulations, ce qui peut les user à la longue. Autre exemple: l'exercice de jogging, à effectuer en courant sur place. Il n'est donné aucune indication sur la bonne technique de course pour les débutants (dérouler le pied du talon à la pointe, porter de bonnes chaussures, respirer juste, être légèrement essoufflé, etc.).

Or, à la longue, des exercices répétitifs et mal exécutés peuvent accentuer des déformations et déviations déjà existantes, faire surgir des douleurs et provoquer des usures du cartilage et des ligaments, des tendinites, etc. Il est d'ailleurs regrettable que le jeu ne propose pas davantage de niveaux intermédiaires pour une évolution progressive.

Même verdict

Pour le jeu «Je garde la ligne», le constat général est similaire: manque de précision dans les termes, exercices risquant d'entraîner des blessures, notamment à cause de l'absence d'explications sur les techniques d'exécution. Mylène Schenk salue toutefois les informations sur l'alimentation équilibrée fournies par le logiciel. Mais elle regrette qu'il n'ait donné aucune indication sur la bonne technique de marche (posture, rythme, etc.), alors que le jeu repose notamment sur un podomètre fourni avec pour que l'utilisateur en mal de forme puisse compter ses pas. D'ailleurs, il ne distingue pas entre les pas linéaires d'une bonne marche et les «mauvais» pas du quotidien (faits d'arrêts, rotations, etc.), qu'on effectue par exemple lors d'un après-midi de shopping ou dans un travail comme sommelier.

Le charme de l'inutile

Enfin, la spécialiste se demande si les personnes en mal d'exercice seront vraiment motivées davantage à bouger par ce genre de jeux très répétitifs.

Nous laissons la conclusion à Bruno Icher et Olivier Ségure, journalistes du quotidien français *Libération**, qui ont écrit récemment à propos de la Wii Fit: «A quoi ça rime? C'est la question que nous poseront nos petits-enfants lorsqu'ils enquêteront sur l'étrange décadence des populations urbaines au début du XXIe siècle. Réponse: à rien, mais c'est là tout son charme.»

**«Wii Fit: la forme par les pieds»,* Libération, *28 avril 2008*

COMMENT ÇA MARCHE

> ***Wii Fit*** *propose d'effectuer une quarantaine d'exercices de remise en forme en se tenant sur une plate-forme, la balance board et en suivant un coach virtuel sur l'écran de sa télé. On commande le tout grâce à une manette sans fil.*
Le lourd plateau en plastique de la balance board est muni de capteurs qui mesurent le poids, le centre de gravité, et la pression exercée par l'utilisateur pendant qu'il effectue les épreuves (dont une quinzaine débloquées au départ), réparties en quatre grands types d'activités: yoga, stretching, aérobic et renforcement musculaire, ainsi qu'une série de minijeux d'équilibre.
Argument de vente du fabricant de jeux: «Conçu pour vous aider à prendre conscience de votre condition physique, Wii Fit vous propose de garder la forme tout en vous amusant (...), à améliorer votre équilibre et votre posture, à modifier votre indice de masse corporelle ou tout simplement à vous détendre. Wii Fit fait appel aux technologies les plus sophistiquées pour vous permettre de prendre soin de votre forme.»

> ***«Je garde la ligne»***, *de la série «Mon coach personnel» d'Ubisoft est aussi présenté en arguant qu'il permet de trouver la motivation pour mener une vie saine et équilibrée. Pour ce faire, le joueur doit donner tous les jours un compte-rendu de ses activités et de son alimentation. Le logiciel indique si son style de vie est équilibré ou non. Parallèlement, il calcule et suit l'indice de masse corporelle (IMC,* lire chapitre 10) *en fonction de sa taille et de son poids. Puis il faut relever au moins un «défi» chaque jour – un exercice du style courir 15 minutes, ou ne pas saler ses plats toute une journée. Ce suivi quotidien est notamment complété par l'emploi d'un podomètre qui, accroché à la taille du joueur, compte le nombre de pas qu'il effectue dans la journée. Par ailleurs, on peut mesurer ses connaissances sur l'alimentation grâce à des jeux de type question-réponse* (voir illustration ci-contre).

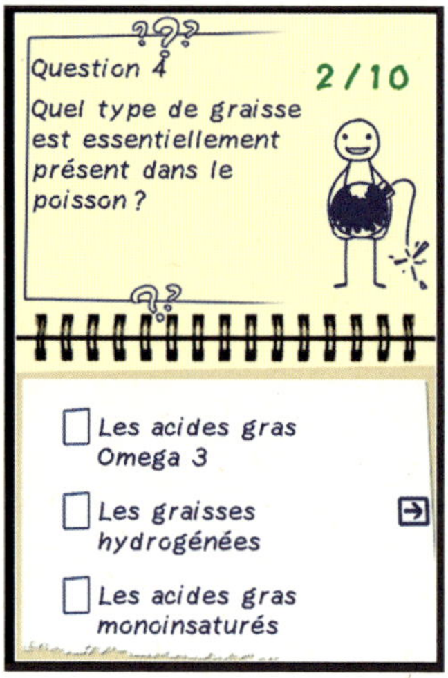

Question 4
2/10
Quel type de graisse est essentiellement présent dans le poisson ?
Les acides gras Omega 3
Les graisses hydrogénées
Les acides gras monoinsaturés

Pour aller plus loin:
bibliographie et sites internet utiles en annexes

{ CHAPITRE 3 }

BOUGER AU QUOTIDIEN

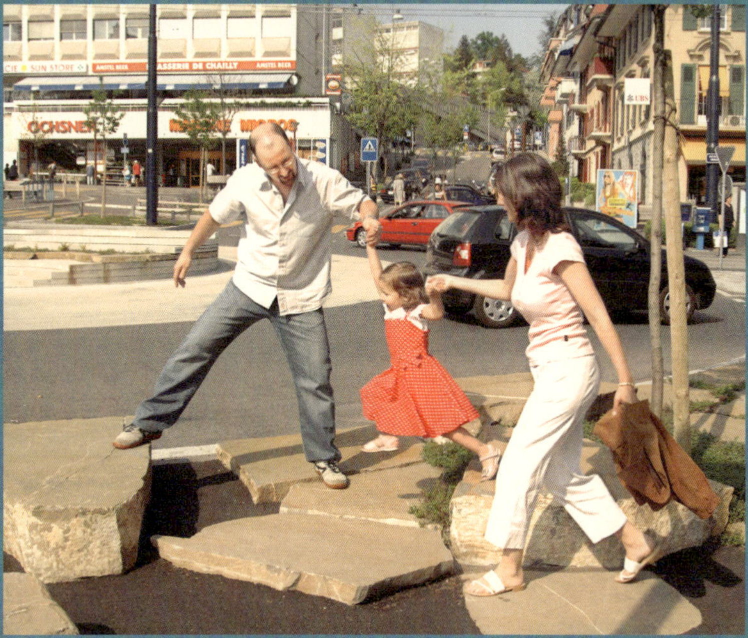

BOUGER AU QUOTIDIEN

Le parfait terrain d'activités pour tous

Sur les quelque quinze à dix-sept heures journalières durant lesquelles vous êtes éveillé, il suffit donc de trente à soixante minutes d'activité pour préserver votre santé *(lire chapitre 1)*. Et nul besoin de l'effectuer en une seule fois: marcher dix minutes (au moins) par-ci, s'étirer dix minutes par-là, ou encore se muscler dix minutes à un autre moment permet déjà de maintenir ou, pour ceux qui commencent leur vie active, d'améliorer rapidement leur forme.

Pour cela, inutile également de disposer d'un club ou d'une salle de sport, ni d'une tenue spéciale ou de machines lourdes, ni même de plus de temps. Le quotidien vous offre un parfait terrain pour bouger, vous muscler, exercer votre sens de l'équilibre et vous étirer du matin au soir! Chez vous, sur le chemin du travail, au bureau, en voyage d'affaires ou en vacances.

Intégrer l'activité physique simplement au jour le jour ne coûte vraiment rien et peut devenir une excellente habitude à long terme. Voire un défi sans cesse renouvelé pour trouver de nouveaux moyens de lutter contre la sédentarité et ainsi rester en forme et en bonne santé.

Premier pas: s'y mettre en adoptant quelques nouveaux gestes et habitudes!

Mieux qu'un abonnement de fitness

La plupart de ceux qui ont fait ce premier pas et continué sur la voie active, sont convaincus. Bien plus que d'autres qui achètent un abonnement de fitness de trois mois avant le printemps ou l'automne, selon la devise: c'est décidé, je redeviens actif! Ils courent souvent stressés au centre de fitness à la pause de midi ou après une journée de travail harassante. Dès lors, il n'est pas certain qu'ils auront encore l'envie, le temps et l'argent pour renouveler leur abonnement une fois les trois mois passés. De plus, les raisons ne manquent pas pour «sécher» l'entraînement ou des cours de fitness: un rapport à finir au travail, l'anniversaire des enfants à préparer, etc.

Nous avons rassemblé une série de suggestions et de trucs pour vous guider dans vos premiers pas sur la voie active au quotidien. La liste peut paraître longue et rébarbative à première vue, mais chacun peut y piquer les idées qui lui conviennent le plus, les mieux adaptées à son lieu et mode de vie et à celui de sa famille et de ses proches.

Progresser à son rythme

De plus, tout le monde peut trouver aisément d'autres idées dans sa propre vie. Il suffit de se demander s'il est possible d'intégrer un léger effort de plus dans un geste de tous les jours, et si l'on ne peut pas allier un peu de mouvement à telle ou telle activité incontournable.

Pour suivre ces suggestions, vous n'avez pas besoin d'être un grand sportif, ni d'avoir de l'entraînement – cela viendra progressivement. Pensez simplement à en faire tous les jours, ou chaque semaine, un peu plus. Car il est prouvé que plus on bouge, mieux on se sent, et plus on a envie de continuer pour ressentir ces bienfaits.

Cela vaut pour toutes les tranches d'âge, et également pour des personnes en surpoids ou malades. Toutefois, si vous souffrez d'un problème de santé, demandez conseil à votre médecin avant de vous lancer à corps perdu dans la vie active.

Mais assez parlé. Allons-y!

Bouger du matin au soir

Avant le travail

- Changez votre routine matinale: au lieu de boire un café et lire le journal dans votre bistro de quartier, ou de dormir quinze minutes de plus, consacrez ce temps à une activité physique à l'intérieur ou à l'extérieur, seul, à deux ou en famille. Par exemple avec quelques mouvements d'étirement et de renforcement *(lire page 36)* ou par une courte promenade à pied ou à vélo, pour aller à la boulangerie.
- Vous aimez la musique? Dansez librement chez vous sur vos mélodies préférées pendant une dizaine de minutes. Vous pouvez aussi vous trémousser pendant la préparation de la table du petit-déjeuner ou lorsque vous vous lavez les dents. Cela vous détendra, assouplira et échauffera votre corps à votre rythme. Et de plus, c'est bon pour la tête.
- De même, pendant que vous vous séchez les cheveux ou brossez vos dents (mais à éviter pendant le rasage!), pourquoi ne pas en profiter pour faire un peu d'équilibre – tenir sur une jambe le plus longtemps possible, puis sur l'autre –, ce qui fera en même temps travailler les muscles de vos jambes et les chevilles? Plus difficile encore: fermez les yeux pendant l'exercice. Vos enfants adoreront certainement aussi de faire ainsi la cigogne.

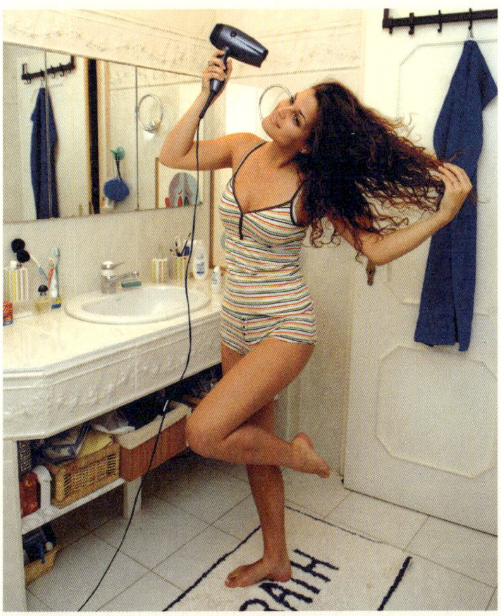

- Rendez-vous au travail à pied (en baskets et en transportant vos chaussures de ville dans un sac) ou marchez au moins dix minutes sur le trajet – par exemple à travers un parc ou un autre lieu calme ou intéressant.

Au bureau aussi!

Au bureau, vous en avez plein le dos? Probablement que vous travaillez pendant de trop longues heures, assis, sans bouger. Car si autrefois les problèmes de dos étaient l'apanage de personnes travaillant debout et portant de lourdes charges, aujourd'hui, le mal se répand dans les bureaux *(lire chapitre 4)*. Ne vous laissez pas faire: bougez aussi au travail!

Nul besoin de réaliser des prouesses. Il suffit de penser à s'arrêter quelques minutes chaque heure, à se lever, à se dégourdir les jambes, s'étirer, etc. *(voir exercices en p. 45)*. Ainsi, on soulage déjà bien la colonne, et le reste du corps – jambes, circulation sanguine, etc. Du coup, on arrive également à mieux travailler, à se concentrer. Ce n'est pas pour rien que dans certains pays orientaux, la pause est consacrée à une séance de mouvements, tel le thaï chi.

Et si vous marchiez jusqu'à l'imprimante...

Vous pouvez vous faciliter la tâche et rompre l'immobilité grâce aux petits trucs suivants:

- Placez l'imprimante ou le fax dans une autre pièce que votre bureau.
- Levez-vous lorsque vous faites un appel téléphonique, pour lire le journal ou un document, etc.

- Changez votre bureau de hauteur (s'il est réglable), pour travailler debout régulièrement.
- Au lieu d'appeler un collègue, allez dans son bureau pour lui poser une question.
- Allez chercher vous-même votre café, votre courrier, etc.
- Prenez votre pause-café ailleurs que devant votre écran, par exemple avec des collègues, debout autour d'un bar, d'une table surélevée.
- Pendant votre pause de midi, faites une petite marche, ou n'allez pas au restaurant qui se trouve juste à côté du bureau, mais allez (et revenez, à pied évidemment) dans un établissement plus éloigné.
- Ici comme ailleurs, prenez l'escalier plutôt que l'ascenseur – à la montée comme à la descente.
- Réfléchissez à deux fois avant de prendre la voiture pour un court trajet.
- Trouvez d'autres astuces, adaptées spécifiquement à votre lieu de travail et à vos tâches pour bouger encore.

Après le travail

Après une journée de travail, assis dans sa voiture, son camion ou à son bureau, voici comment se (re)mettre en mouvement sans trop d'efforts et tout en se détendant.

- Passez moins de temps inactif devant votre téléviseur (ou ordinateur). Si vous êtes trop impatient de voir la suite de votre feuilleton, profitez-en pour effectuer simultanément des exercices d'assouplissement, de renforcement et d'étirement devant le petit écran *(voir exercices en p. 53)*.
- Par beau temps surtout, optez plutôt pour des activités de plein air (marche, pique-nique suivi d'une partie de frisbee en famille ou entre amis, etc.), au lieu d'aller au cinéma ou au restaurant.
- Si vous avez un chien, sortez-le au moins une (voire deux) fois par jour pour une marche de vingt à trente minutes au lieu du bref tour du pâté de maisons habituel. Vous

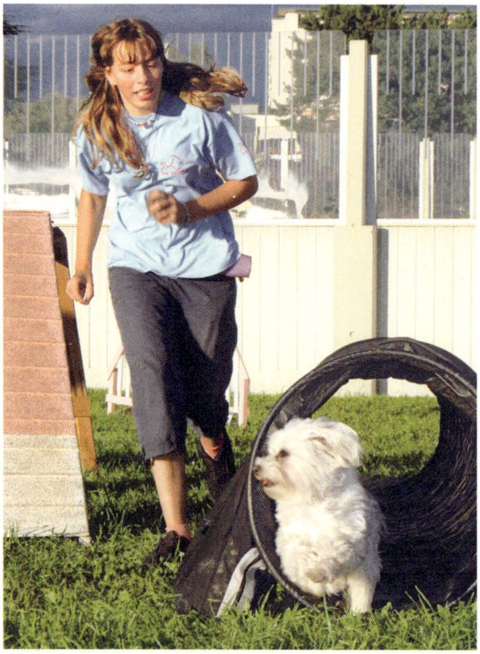

n'avez pas de chien? Accompagnez votre voisin ou un ami, lorsqu'il promène le sien. Proposez-lui de sortir l'animal à sa place en cas d'empêchement. D'ailleurs, avoir à s'occuper d'un chien est un excellent moyen de garder la forme. Leurs propriétaires ont généralement moins de risques de maladies, notamment cardiovasculaires.

En route

Les moyens de transport modernes, publics ou privés, sont omniprésents. Ils contribuent ainsi largement au manque de mouvement. Pourquoi ne pas vous lancer un nouveau défi en tentant de les éviter le plus souvent possible?

- Pour les courts trajets, déplacez-vous le plus souvent à pied, à vélo, trottinette ou patins à roulettes. Lorsque vous effectuez de petites courses, explorez votre quartier et cherchez divers parcours pour faire durer la balade de dix à trente minutes. Augmentez la durée un peu plus chaque jour.
- Lors de trajets plus longs, garez la voiture à

dix ou quinze minutes de marche du lieu de destination. En transports publics, descendez un ou deux arrêts avant.

- Dans les transports en commun, restez debout. Vous travaillerez à la fois quelques muscles et le sens de l'équilibre.
- Evitez le plus possible les escaliers roulants, ainsi que les ascenseurs (ou descendez un ou deux étages avant), tant pour descendre que pour monter, et même si vous portez un sac ou une serviette lourds, empruntez l'escalier pour solliciter vos muscles.
- Ne garez pas votre voiture à côté de l'entrée du centre commercial. Mieux encore, allez-y à pied s'il se trouve dans le quartier. Portez vos cabas (de préférence de même poids à peu près de chaque côté) de la caisse jusqu'à la voiture. Pensez toujours à serrer vos abdominaux et vos fessiers et gardez le dos et la tête droits. Avec des cabas légers, fléchir légèrement les bras et poignets pour les transporter sollicitera davantage vos muscles.
- Sur l'itinéraire que vous empruntez chaque jour, à pied ou à vélo, rallongez le parcours de temps en temps, ou empruntez un chemin en pente par exemple, histoire d'entraîner davantage vos muscles et votre système cardiovasculaire.

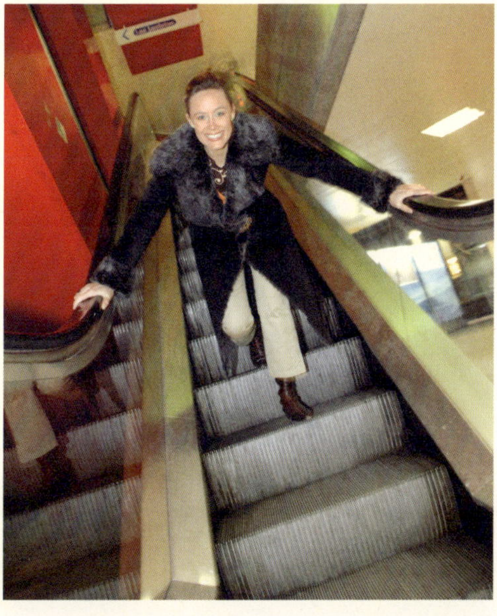

En entretenant maison, jardin et voiture

Même les tâches ingrates peuvent vous rapporter des points d'activité physique:

- Effectuez le plus grand nombre de petits travaux vous-même: tondre le gazon (sans minitracteur évidemment), ramasser les feuilles mortes, laver la voiture, etc. Plusieurs études ont démontré que les femmes qui font elles-mêmes le ménage ont souvent une meilleure forme physique que celles qui emploient du personnel de maison.
- Accomplissez vos corvées ménagères au rythme d'une musique entraînante, qui vous donnera spontanément un tempo plus dynamique. Ou, si vous n'êtes pas mélomane, augmentez votre rythme habituel et effectuez des mouvements plus rigoureux en accomplissant ces besognes (toujours en protégeant votre dos: serrer fesses et ventre, *lire également chapitre 4*).
- De même, aider votre conjoint dans les tâches ménagères vous fera bouger aussi. Et le travail sera plus vite terminé, vous donnant tout loisir pour aller marcher, nager, etc., à deux.
- Transformez la corvée de vaisselle en moment actif: contractez ventre et fesses, étirez le tronc et la tête (technique dite d'auto-agrandissement) sans lever les épaules et montez sur la pointe des pieds. Maintenez la position quelques secondes, puis relâchez et recommencez. Le temps de laver quelques assiettes ou casseroles, vous allez ainsi étirer votre dos, activer la circulation sanguine et renforcer mollets, chevilles et pieds.
- Lorsque vous passez la serpillère ou l'aspirateur, fléchissez un peu plus les genoux tout en gardant le dos droit, pour solliciter les muscles des cuisses.
- En nettoyant et frottant (murs, planchers,

vitres, etc.) avec des mouvements vigoureux et circulaires, et en changeant régulièrement de sens et de main, vous renforcerez vos bras.

- Lors du jardinage, variez souvent votre position (accroupi, à quatre pattes, en tailleur ou assis sur un petit escabeau ou sur les talons en gardant le dos droit, etc.), cela vous permettra de solliciter et de mettre en flexion divers muscles.

En déplacement et en voyage

En voyage d'affaires ou lorsqu'on visite une ville, pas besoin de renoncer à l'activité physique quotidienne.

- Préférez un hôtel équipé d'une salle de sport ou d'une piscine. S'il est éloigné du centre, demandez s'il y a un parc ou un parcours de santé, style parcours Vita dans les environs.
- Si l'hôtel ne possède aucune installation sportive, rien ne vous empêche de faire quelques exercices de stretching et de musculation *(lire chapitres 5 et 6)* dans votre chambre, sur une couverture ou un drap de bain posé à même le sol. Et même la plus petite chambre offre suffisamment de place pour y danser.
- Au lieu de prendre un taxi ou un bus, renseignez-vous si la ville dispose d'une offre de location de vélos gratuite ou si l'hôtel en met à disposition.
- Pour visiter la ville, faites un maximum de trajets à pied (ou à vélo également) – pour la forme et pour mieux découvrir l'endroit.
- Si votre travail vous oblige à passer beaucoup d'heures au volant, accordez-vous des arrêts réguliers dans la journée pour aller marcher une dizaine de minutes ou plus à chaque fois.
- En vacances balnéaires, profitez-en pour nager, marcher dans le sable (excellent pour renforcer pieds, chevilles et voûte plantaire notamment), jouer au ballon et autres jeux en plein air, dans l'eau ou sur la plage. Pour ne pas bronzer idiot, effectuez du stretching et de la musculation *(exercices en chapitre 5 et 6).*

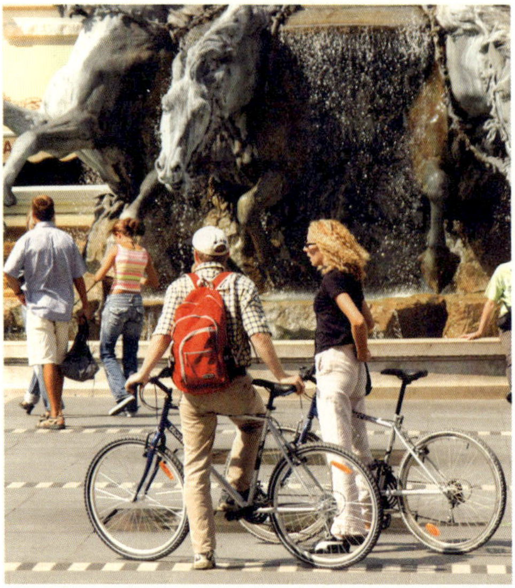

En train et en avion

Lors de longs voyages en avion et en train, quelques exercices d'étirement et de tonification sont également appréciables:

- Utilisez les accoudoirs pour muscler vos bras en vous y appuyant pour décoller les fesses (fessiers et ventre serrés, garder le dos droit). Faites-en une série de dix toutes les heures.
- Plus discret, pour faire travailler les abdominaux: rentrez le ventre très lentement et maintenez la contraction pendant quinze secondes, relâchez doucement. Répétez trente fois toutes les heures.
- Contractez et relâchez en alternance les muscles fessiers une centaine de fois, toutes les heures. Moins voyant: maintenez la contraction non-stop pendant une minute.
- Pour relaxer le dos, vous pouvez serrer le dossier du siège devant vous – à condition qu'il soit inoccupé - en l'embrassant des deux bras, pendant trente secondes toutes les heures, puis relâcher doucement. Ou utilisez votre attaché-case pour le serrer.

- Levez-vous toutes les heures pour faire quelques pas et vous étirer.

Avec les enfants

En général, les parents sont plus actifs grâce à leurs enfants. Mais après des journées bien remplies, il est tenant de céder à la facilité. Là aussi, quelques trucs peuvent accroître le capital d'activité de toute la famille au quotidien.

- Répartissez les activités ménagères entre tous les membres de la famille et faites des tournus réguliers.
- Renoncez à utiliser la poussette lorsque votre enfant sait marcher, ou à l'asseoir dans le caddie du supermarché pendant les courses. De même, ne transportez pas les plus grands sur une planche à roulettes fixée à l'arrière de la poussette du dernier-né. Habituez-les à marcher dès que possible.
- Amenez-le à pied à l'école, à l'entraînement ou à un cours extrascolaire, ou, s'il est assez grand, faites-le marcher également si la destination n'est pas trop éloignée (ou en Pédibus, *lire l'encadré ci-dessous*). Si vraiment c'est trop loin, ne le déposez pas directement sur place, mais arrêtez votre voiture à une distance suffisante pour qu'il marche un peu. Idem pour le retour.
- Si vous allez chercher vos bambins à l'école (de préférence à pied, vous l'aurez compris), au lieu de rentrer immédiatement, pourquoi ne pas vous accorder une heure d'activités en plein air avec eux: promenade, cerf-volant, pétanque, luge et autres jeux dans le parc, dans le jardin, etc.? Ils seront bien plus à leur affaire ensuite pour effectuer leurs devoirs scolaires *(lire aussi en chapitre 8)*.
- Après l'école, demandez à vos enfants de vous montrer et apprendre ce qu'ils ont

FAITES-LES MARCHER AVEC LE PÉDIBUS

Depuis quelques années, les Pédibus, nés à Lausanne, se multiplient dans les villes romandes. Des parents bénévoles y accompagnent à pied un groupe de jeunes enfants jusqu'à l'école sur une ligne entrecoupée d'arrêts, signalés par des panneaux colorés sur les trottoirs. Après l'école, le Pédibus ramène les enfants aux arrêts les plus proches de chez eux. Les itinéraires et horaires sont établis par les parents utilisateurs. De quoi déjà habituer les plus jeunes à se déplacer à pied. En moyenne, les Pédibus romands regroupent sept à dix enfants et effectuent douze trajets par semaine. Si votre quartier ne dispose pas encore d'un tel service, vous pouvez en créer un. Le Bureau de prévention des accidents (bpa) a d'ailleurs conclu une assurance accidents et responsabilité civile pour les accompagnateurs bénévoles.*

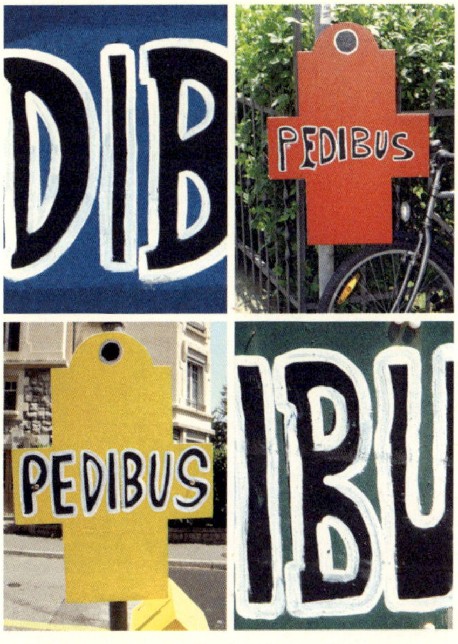

**Pour trouver une ligne de ramassage de petits piétons proche de chez vous ou pour en créer une dans votre quartier, renseignements sur: www.pedibus.ch*

fait durant les cours de gymnastique ou de sport avant qu'ils fassent leurs devoirs.

- Les week-ends, prévoyez de passer au moins nonante minutes chaque jour en plein air avec eux, pour les (et vous) faire bouger: jardiner, ramasser les feuilles mortes, promener le chien, jouer, marcher dans un parc, une forêt, etc., visiter le quartier, la ville ou la région, un lac, etc.

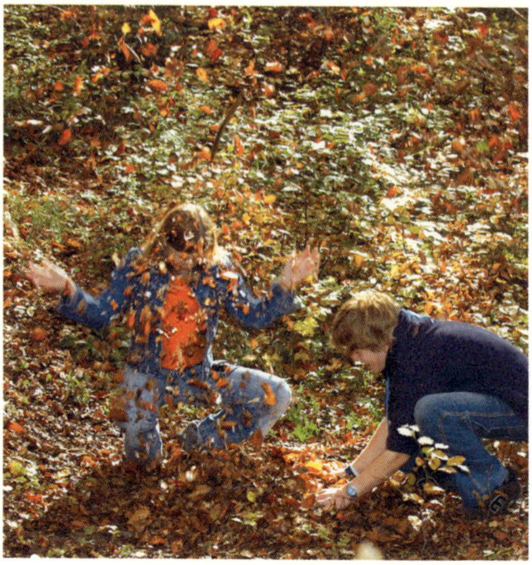

Exercices pour bien démarrer la journée

Après une nuit de repos, plus ou moins immobile, le corps a besoin de redémarrer progressivement. Quelques exercices de mobilisation, d'étirement et de renforcement permettent aux muscles et articulations de commencer la journée sur un meilleur pied qu'en sautant du lit dans le quotidien sans transition.
Une fois levé, pensez aussi à ouvrir la fenêtre et à respirer plusieurs fois profondément l'air frais avant de démarrer vos activités.

Se mobiliser au lit

- Couché sur le dos, jambes à plat, tendez en alternance le pied gauche et le pied droit.
- Couché sur le dos, jambes à plat, tirez la jambe droite vers vous en pliant le genou et en gardant l'autre à plat. Répétez avec l'autre jambe.

Etirer la colonne

- Pour lutter contre la rigidité du bas du dos et réveiller les abdos: couché, dos et tête droits, épaules au sol, rentrer le menton, mais garder les mâchoires fermées, tirer les jambes pliées vers le tronc en levant légèrement les fesses. Tenir vingt à trente secondes.

Réveiller les muscles

Pas besoin de faire une demi-heure de musculation. Quelques exercices permettent déjà de renforcer les principaux muscles. Au préalable, on s'échauffera, par exemple couché sur le dos, en pédalant en l'air, en avant et en arrière pendant quelques minutes. Ou en marchant sur place en déroulant bien le pied du talon à la pointe.

Bien respirer

Pour exécuter les exercices de musculation efficacement et sans se faire de mal, expirer en vidant complètement l'air avant l'effort - en rentrant le nombril vers la colonne; rester en apnée durant les trois à quatre secondes de la contraction du muscle, puis relâcher et respirer sans complètement se remplir d'air; expirer, etc.

CONSIGNES
Effectuer chaque exercice en tendant les muscles pendant 3 à 4 secondes, 5 à 8 fois de chaque côté.

> Arrière des bras (triceps)

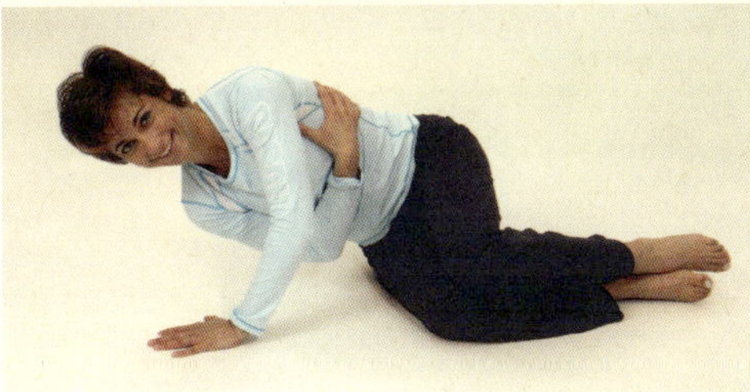

Couché sur le côté, soulever le tronc, en gardant le dos droit, en s'appuyant sur l'autre bras et en gardant les jambes fléchies, tête alignée sur le dos. Alterner avec l'autre côté.

> Grands fessiers et abdominaux

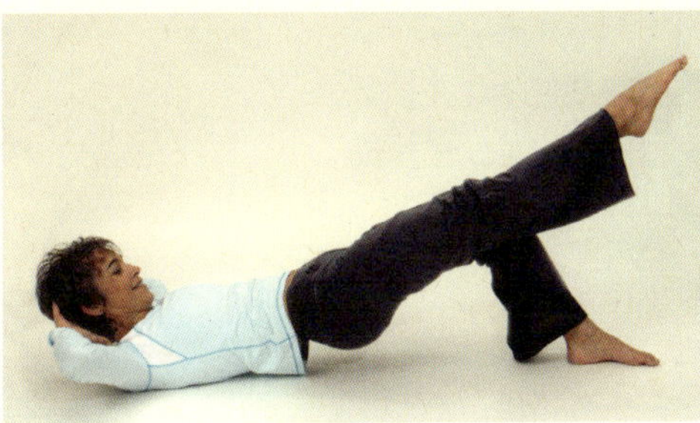

Couché sur le dos, soutenir la nuque, fléchir la jambe gauche et tendre l'autre jambe parallèlement, en soulevant les fesses, décoller les omoplates du sol. Alterner avec l'autre côté.

> Le flanc (abdos, hanche, extérieur de la fesse, épaule)

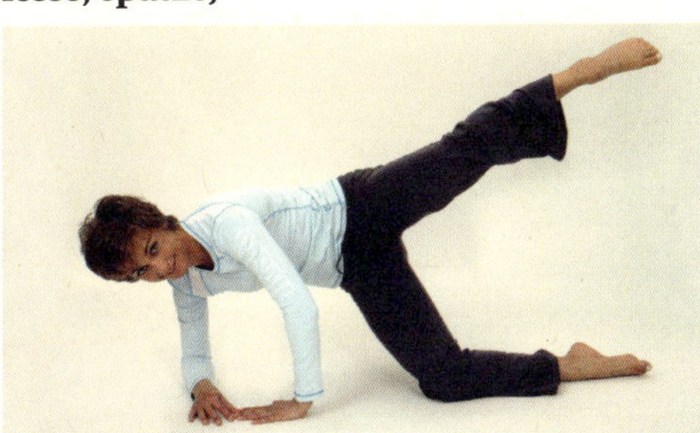

Appuyé sur le coude et le genou droits, ainsi que sur la main gauche, tendre et lever la jambe droite. Alterner avec l'autre côté.

Exercices pour le réveil des seniors

Pour les moins entraînés et les aînés, voici deux mouvements simples à effectuer au lever.

> Bras, épaules et jambes

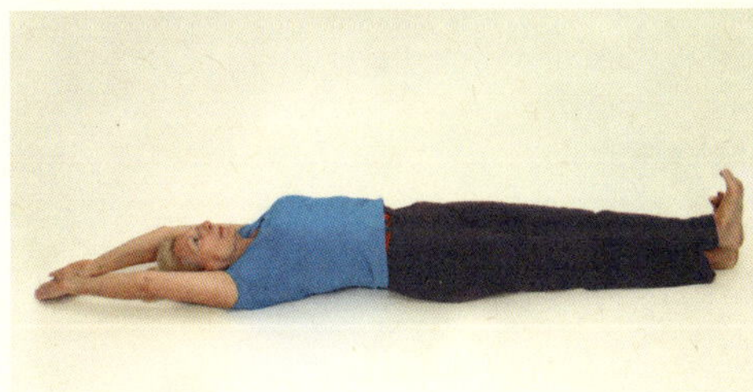

Pour garder ou regagner de l'amplitude des mouvements des bras et des épaules et muscler les jambes: tendre les bras et les mains au-dessus de la tête, serrer les fesses, les pieds en flexion, croiser les jambes, puis pousser les pieds l'un contre l'autre (= écarter les jambes).

> Bras et aide au lever

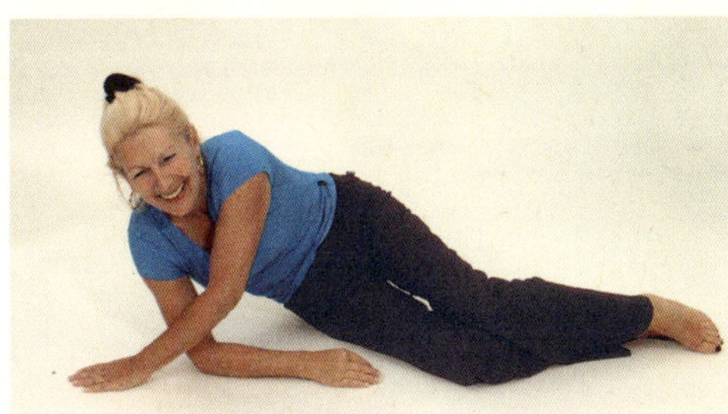

Pour tonifier les bras tout en rendant le lever plus facile: couché sur le côté, bien appuyer sur le coude et sur l'autre main, les jambes plutôt tendues.

Pour aller plus loin:
bibliographie et sites internet utiles en annexes

{ CHAPITRE 4 }

PRÉSERVER SON DOS

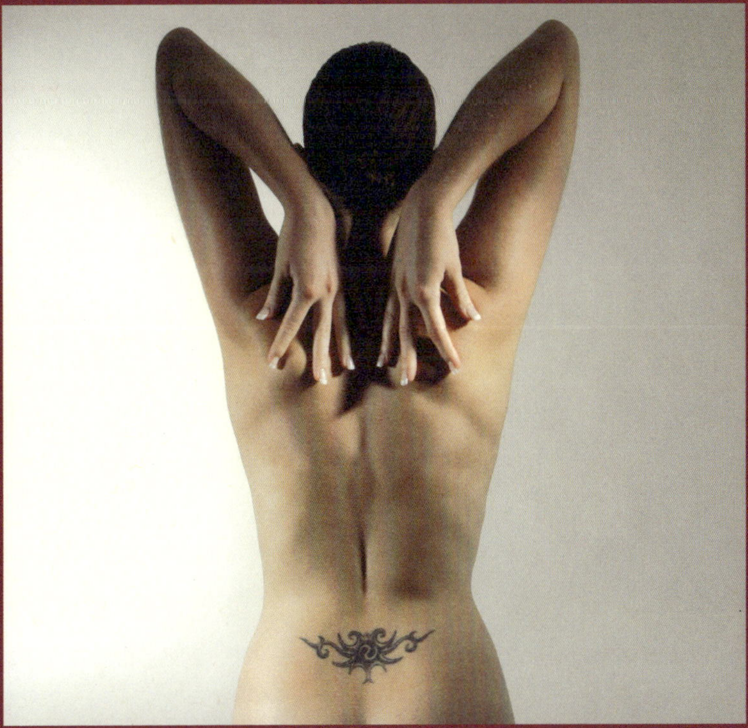

Capital irremplaçable

Protéger sa colonne vertébrale au quotidien

- *Savoir se lever, se coucher, s'asseoir, etc.*

Le bon sport pour le dos

Détendre et reposer sa colonne

Maux de dos? Attention!

Comment réduire les tensions au bureau

Ménager son dos – bien aménager son bureau

PRÉSERVER SON DOS

Capital irremplaçable

Avez-vous déjà pensé à l'importance de votre dos, cette construction *(lire l'encadré ci-dessous)* prodigieuse? La colonne vertébrale soutient non seulement tout notre corps, et maintient le squelette, mais joue également un rôle indispensable dans la plupart de nos mouvements. Sans elle, il nous serait impossible de marcher droit, de garder l'équilibre, de courir et sauter, de nous pencher et de nous tourner, de porter et de jeter, de lever, de baisser et de tourner la tête, etc. Sans oublier que la colonne abrite également la moelle épinière et les nerfs.
On comprend donc mieux l'intérêt à vraiment prendre soin de cette machinerie complexe! Et cela dès l'enfance *(lire chapitre 8)*.

Un mal courant

Aujourd'hui, le mal de dos est l'un des problèmes de santé majeurs des pays développés: environ 80% de la population souffrent du dos de manière plus ou moins prononcée un jour ou l'autre. Selon l'OMS (Organisation mondiale de la santé), la maladie discale lombaire est la première cause d'arrêt de travail des moins de 45 ans.

Comment verrouiller le dos

Le verrouillage du dos permet de le protéger lors d'efforts ou de ports de charge. Cela consiste à contracter les muscles abdominaux (en rentrant le nombril vers la colonne), ainsi que les fessiers et les dorsaux de manière à rendre solidaires la colonne et le bassin.

Diverses causes

Les causes principales des maux de dos:
- le manque d'exercice et de mouvement;
- la mauvaise position du corps;
- la position assise ou debout prolongée;
- le poste de travail peu ergonomique;
- des manières erronées de porter des charges et de les manipuler ou le port de charges trop lourdes;
- le manque de musculation des lombaires et des abdominaux;
- le surpoids;
- le stress, les problèmes d'ordre psychologique.

PETIT RAPPEL D'ANATOMIE

La colonne vertébrale se compose de sept vertèbres cervicales, de douze vertèbres dorsales et de cinq vertèbres lombaires. A quoi s'ajoutent, tout en bas du dos, les vertèbres sacrées (sacrum) et coccygiennes (le coccyx) qui sont soudées. La cavité centrale des vertèbres abrite la moelle épinière où circule un faisceau de fibres nerveuses.
L'espace entre les vertèbres est tapissé par un disque de tissus souple. Il renferme une sorte de gel qui permet la mobilité des vertèbres, tout en évitant qu'elles ne frottent les unes sur les autres. Le tout est entouré de ligaments, muscles et tendons. Leur rôle: assurer la solidité et la mobilité des délicates articulations de la colonne.
Enfin, rappelons que les vertèbres lombaires, en bas du dos, supportent les deux tiers du poids corporel et initient 75% des mouvements du tronc!

Protéger sa colonne au quotidien

Les gestes du quotidien sollicitent sans cesse nos lombaires: se lever, faire son lit, le ménage, porter les enfants, jardiner, porter les courses, prendre des objets au sol ou placés en hauteur, etc. Mal exécutés, ces mouvements risquent d'éprouver le dos.

UN POIDS ÉNORME

Le dos d'un adulte doit supporter de très lourdes charges, soit en moyenne:

Couché sur le dos	30 kg
Debout	70 kg
Assis, le dos arrondi	120 kg
Soulever 20 kg avec le dos courbé	340 kg

Savoir se lever

Sortir du lit de côté

Pour ne pas vous «casser le dos» dès le lever, en tordant la colonne et en sollicitant inutilement les lombaires, couchez-vous sur le côté, au bord du lit, jambes fléchies.

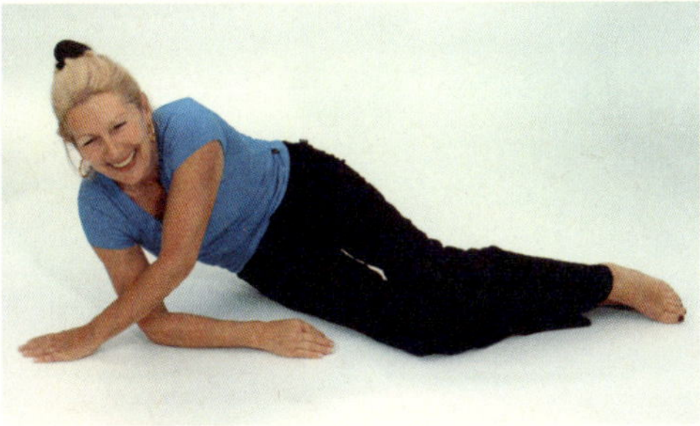

Soulevez-vous en appui sur le coude sur lequel vous êtes couché et aidez-vous avec l'autre main. Sortez les jambes du lit en utilisant leur poids comme balancier pour vous asseoir.

Sortir au bout du lit, ou se lever du sol

Soutenez la tête d'une main, levez et pliez la jambe opposée et tenez-la sous le pli du genou, utilisez le poids de la jambe pour effectuer un mouvement de balancier pour vous lever en tenant le dos le plus droit possible.

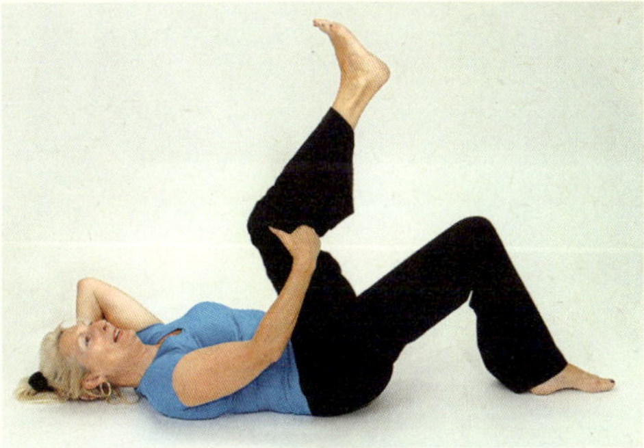

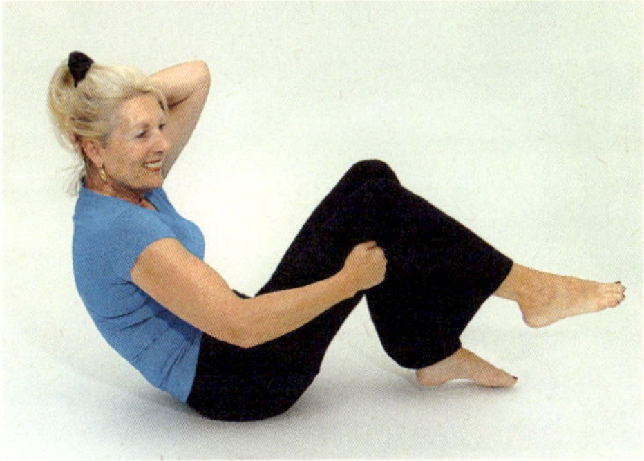

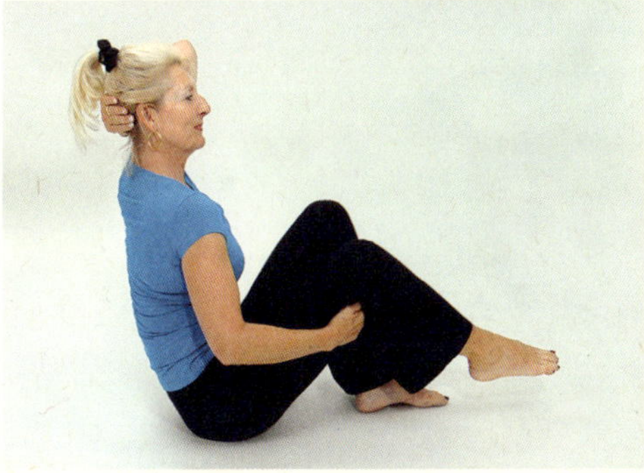

Bien debout

Même si cela semble la position la plus simple et la plus évidente pour les descendants de l'*homo erectus*, nombreux sont ceux qui ne se tiennent pas debout correctement.

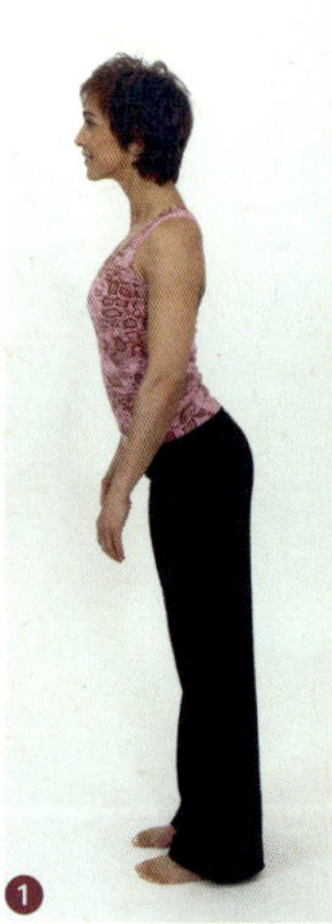
1

Erreurs fréquentes

Dans les erreurs de posture classiques *(photos 1 et 2)*, on citera les jambes tendues (genoux verrouillés), le dos trop cambré, la tête et la nuque trop en avant, ou le dos courbé, avachi, les épaules en avant et la nuque cassée. Avec à la clé, notamment, une usure prématurée des genoux et des vertèbres.

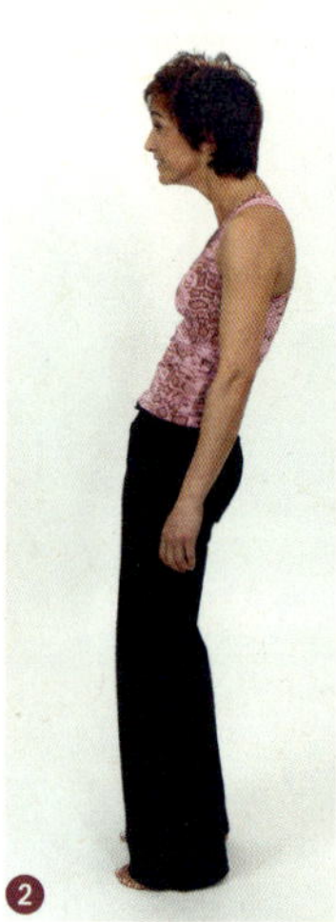
2

La bonne posture

Posez les deux pieds bien à plat au sol, parallèles au bassin. Prenez la posture la plus rectiligne possible, baissez les épaules, le menton légèrement rentré *(photo 3)*. Imaginez qu'un fil invisible attaché au sommet de votre crâne vous tire en haut (technique dite d'autoagrandissement). Les jambes sont fléchies de quelques degrés seulement (déverrouillage actif). Cela permet de garder le dos droit et le bassin en position neutre, évitant à la longue une surcharge vertébrale ainsi qu'une usure prématurée des genoux.

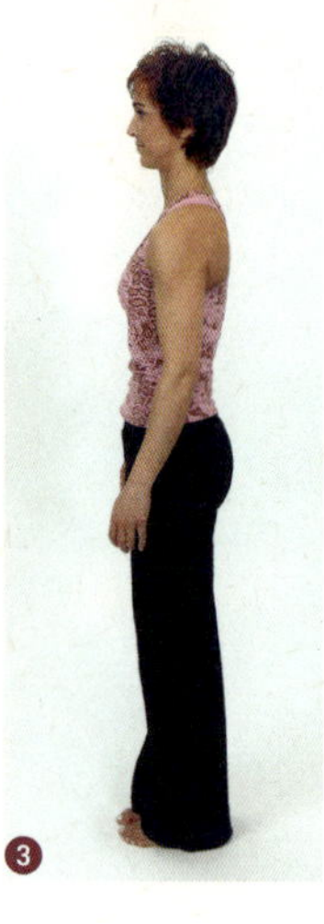
3

Comme on se couche...

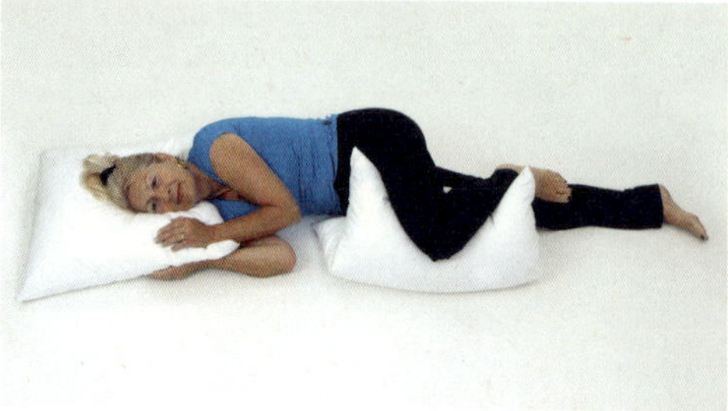

La meilleure position pour dormir, soulageant bien la colonne de haut en bas: sur le côté, en veillant à garder dos et nuque droits et alignés. Pour cela, ne posez que la tête sur le coussin, pas l'épaule. Un coussin entre les jambes, allongez la jambe de dessous et fléchissez celle du dessus.

Pas sur le ventre

La position ventrale est la plus éprouvante pour le dos, même avec un coussin sous le ventre pour éviter la cambrure. Car il faut tourner la tête de côté, tordant inévitablement le cou et donc les cervicales et la musculature.
Un truc pour perdre l'habitude de dormir sur le ventre: surélevez le bas du lit (si le sommier le permet, ou placez un coussin entre le sommier et le matelas).

Travailler debout, activement

Lorsqu'on travaille debout longtemps, il faut également éviter de rester immobile. Sans quoi les muscles du bas du dos ainsi que les veines qui ramènent le sang vers le cœur se fatiguent. Pensez donc à régulièrement bouger les pieds, à changer fréquemment de position, par exemple en vous balançant d'une jambe sur l'autre.
Pour activer la circulation sanguine et faciliter le retour veineux, tournez les chevilles de temps en temps. Ou montez et descendez sur la pointe des pieds pendant une minute ou deux. Cela fait travailler les mollets en même temps.

Faux

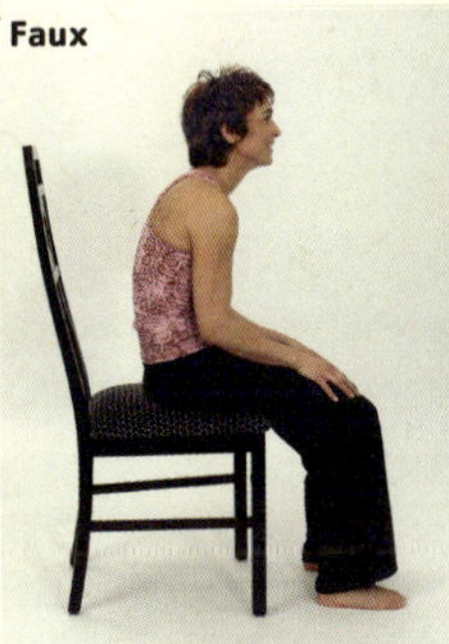

Faux

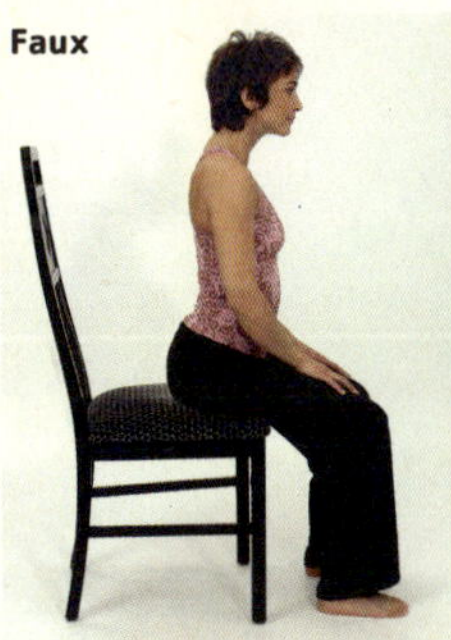

Juste

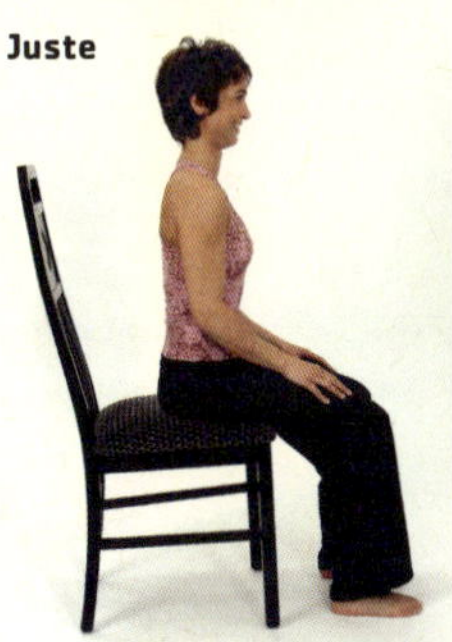

S'asseoir, tout un art

La position assise est celle qui demande le plus d'effort à la colonne vertébrale. Bien davantage que d'être debout ou couché! De plus, on croit se détendre en s'avachissant, sur sa chaise, son fauteuil, son canapé.

En réalité, cela éprouve encore plus la région lombaire. Car lorsqu'on s'affaisse, le bassin et les vertèbres lombaires forment un C, d'où une pression accrue sur les articulations et les disques ainsi que sur les muscles du bas du dos.

En position assise, le maître mot est l'alignement: tête droite, menton légèrement rentré pour éviter les tensions dans la nuque, épaules baissées, dos droit – ni voûté, ni cambré.

Droit mais mobile

Lors de longues stations assises, si le dos n'est pas soutenu, placez un coussin au creux des reins pour soulager les lombaires. Mais ne restez pas sans cesse droit comme un i. Sachez vous décontracter et surtout, changez de position. Par exemple:

- Montez une jambe de côté, comme pour vous asseoir en tailleur, puis changez de jambe.
- Tournez votre siège (s'il n'a pas d'accoudoirs) et asseyez-vous à l'envers, la poitrine contre le dossier.
- Réglez la chaise le plus bas possible pour vous y agenouiller en posant un coussin entre les fesses et les mollets.
- Pour lire, réglez votre dossier complètement en arrière et posez les jambes sur le bureau.
- Asseyez-vous de temps en temps dans la journée sur un grand ballon de gymnastique pour mobiliser votre colonne.

Soulever sans se blesser

Soulever un objet lourd

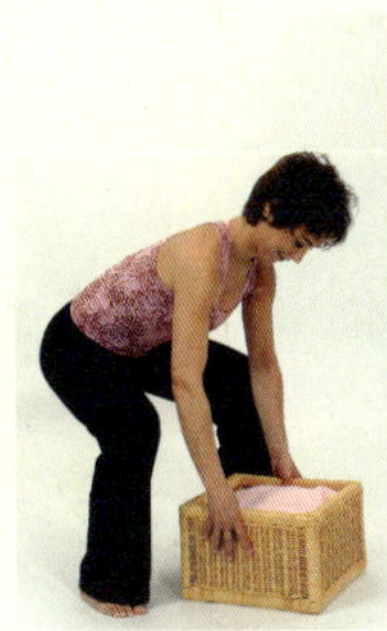

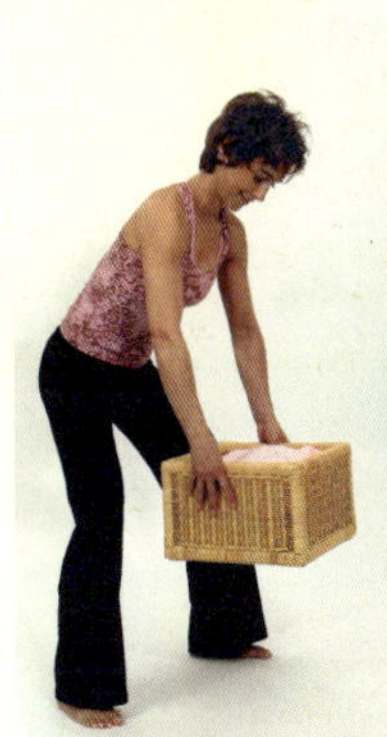

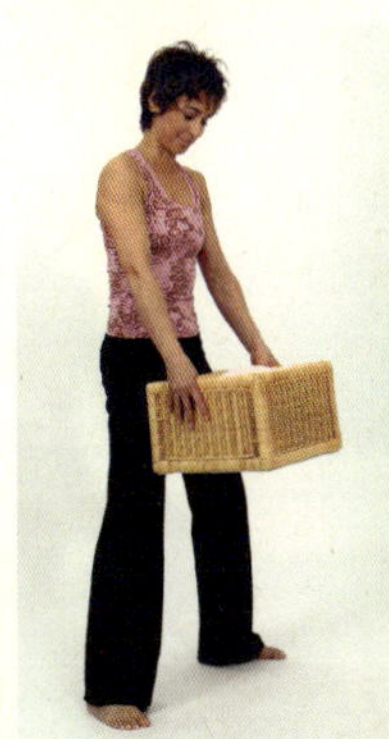

Pour soulever un objet lourd et/ou volumineux, ne courbez jamais le dos pour le remonter à la force de la taille, mais utilisez celle des jambes.
Serrez les fessiers et les abdominaux (verrouillage du dos) pour protéger votre dos.
Pliez les jambes (ou accroupissez-vous), un pied légèrement devant l'autre, avec l'objet à soulever entre les genoux.
Penchez-vous légèrement en avant, le dos droit, saisissez l'objet, et remontez en utilisant la force des jambes, sans mouvements brusques.
Attention: expirez toujours avant de soulever l'objet (risque de hernie!).
Ne hissez pas l'objet au-dessus de la taille et portez-le le plus près possible du corps. Cela réduit la charge sur la colonne.

Pour prendre un objet lourd dans le coffre de votre voiture, prenez appui sur un genou pour soulager la colonne vertébrale.

Déplacer un meuble

Pour déplacer un meuble, poussez-le d'abord. En effet, on pousse avec tous ses muscles, mais on ne tire qu'avec ceux du dos!
De manière générale, soulevez et portez toujours des charges lourdes à deux!

Soulever et porter un enfant

Pour soulever un enfant, évitez également de vous pencher vers lui et utilisez la force des jambes. Agenouillez-vous ou pliez les genoux, verrouillez le dos *(lire page 40)* et tenez-le tout près de vous en le soulevant et en le portant.

Eviter le tronc tordu

En posant ou déplaçant un objet à gauche ou à droite, tournez-vous entièrement, en accompagnant le mouvement des pieds. Si vous tournez seulement le tronc, la colonne est tordue, avec à la clé des risques de blessure (des muscles, ligaments, disques).

Se ménager dans le ménage et au jardin

Laver, brosser, frotter, aspirer… Rien de plus éprouvant pour le dos que les tâches ménagères. Des outils adéquats peuvent vous faciliter le travail: manches à balai, tuyaux d'aspirateur, etc., assez longs – arrivant à l'épaule –, de préférence télescopiques. D'autres conseils pour épargner votre colonne:

- Pour éviter de plier le dos, par exemple en balayant ou en passant l'aspirateur, avancez et reculez plutôt avec les jambes qu'avec les seuls bras et le haut du corps.
- Pour travailler au sol sans vous courber, à la maison ou dans le jardin, agenouillez-vous, ou posez un genou à terre en vous appuyant sur une main.

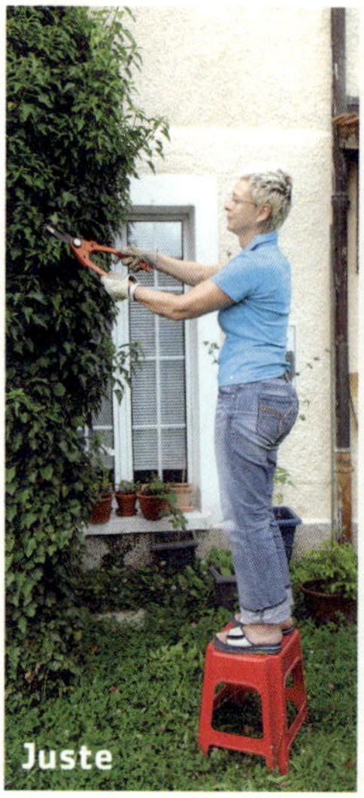

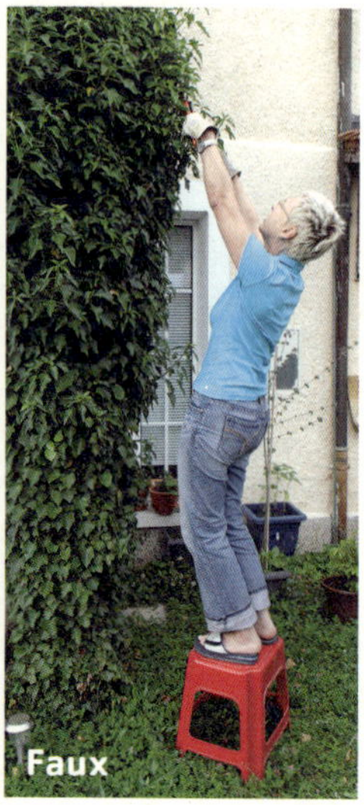

- Pour soulager le bas du dos lors de tâches en longue station debout, telles la vaisselle, posez un pied légèrement en hauteur (par exemple sur un rebord de meuble ou un petit escabeau) et changez de côté.
- Pour éviter de vous cambrer en saisissant un objet placé en hauteur, tailler un arbre, peindre un mur, etc., utilisez une échelle ou un escabeau pour vous placer au niveau de l'objet.

Le bon sport pour le dos

Le sport prévient de nombreux problèmes dorsaux. Mais toutes les disciplines ne sont pas bonnes pour le dos, notamment celles qui secouent, ébranlent ou font se tendre fortement la colonne. Ou encore celles qui lui font subir des coups, ou impliquant des mouvements brusques et de fortes pressions.
Le tableau ci-contre indique quels sports parmi les plus populaires sont plus ou moins conseillés.
Cela vaut d'ailleurs également pour les personnes souffrant déjà d'un problème de dos. Dans tous les cas, elles devraient discuter avec leur médecin avant de commencer ou reprendre une telle activité.

PAS N'IMPORTE QUEL SPORT
SPORTS BÉNÉFIQUES
Cyclisme
Danse
Gymnastique douce
Marche, randonnée, nordic walking, walking
Natation, gymnastique aquatique
Ski de fond et de randonnée
SPORTS CONSEILLÉS SOUS RÉSERVE
Aérobic
Aviron
Equitation
Haltérophilie et musculation
Jogging
Patinage sur glace ou à roulettes
Sports de combat, tels aïkido, judo, karaté
SPORTS DÉCONSEILLÉS
Jeux de balle et d'équipe
Ski alpin et snowboard
Surf
Tennis
Voile
Source: *Das Kreuz mit dem Rücken*, Rita Kempter, 2005, KI Konsumentinfo AG, Zurich

Réduire les tensions au bureau

Le travail à l'écran éprouve particulièrement le dos, la nuque et les épaules. D'où des tensions pouvant entraîner des douleurs lombaires, des épaules et des omoplates, des torticolis, des migraines, etc. *(lire également en p. 31)*. Pour les prévenir et détendre ces parties du corps, effectuez quelques exercices simples dès que vous ressentez une fatigue ou des tensions.

CONSIGNES

Tenir la position 20-30 secondes, répéter 3 fois (de chaque côté, en alternant), lorsque vous en ressentez le besoin.

Soulager nuque et épaules

> Etirer les muscles du haut du dos et des omoplates

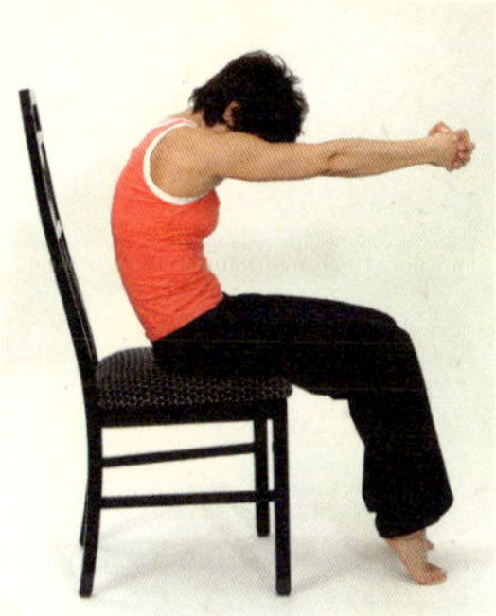

Assis, pieds sur la pointe, rouler en arrière sur les fesses, faire le dos rond et tirer les épaules en avant en mettant les mains en prière (paumes l'une contre l'autre).

L'exercice peut aussi se faire debout, en veillant à serrer les muscles fessiers et à contracter les abdominaux, en s'étirant vers l'avant comme si on était poignardé dans le ventre.

> Stretcher la nuque

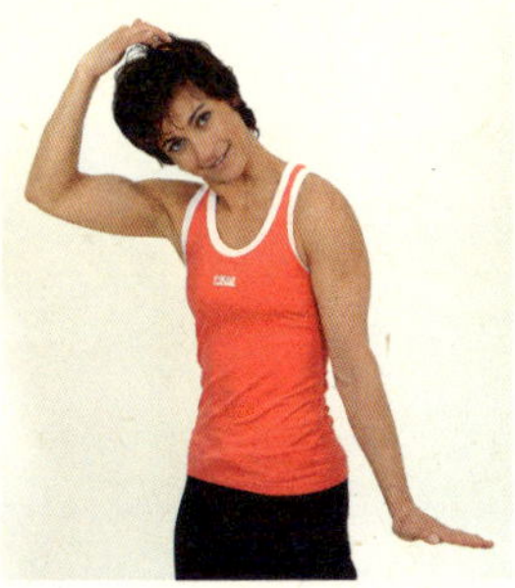

Debout, les épaules baissées activement, tendre le bras gauche, la paume de la main vers le sol, pencher la tête à droite, puis amener le menton en direction de la poitrine en tirant légèrement la tête de la main droite. Alterner avec l'autre côté.

Soulager le bas du dos

> Détendre les lombaires

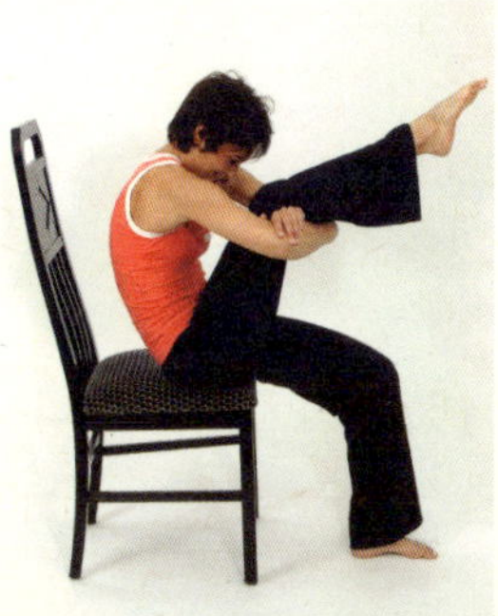

Assis, le dos rond et la tête dans le prolongement, lever une jambe et la tenir avec les coudes croisés, pousser le talon en avant et retenir la jambe avec les coudes. Alterner avec l'autre côté.

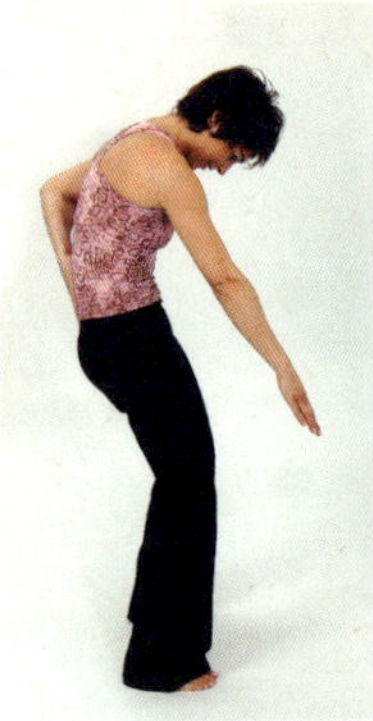

> Décharger le bas du dos
Debout, les jambes fléchies, faire le dos rond, basculer le bassin en arrière en tendant le bras droit devant soi. L'autre main contrôle que le dos est bien arrondi. Alterner avec l'autre côté.

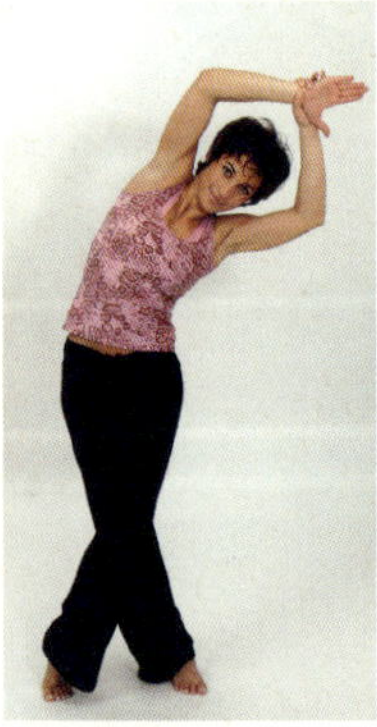

> Etirer le flanc
Croiser les jambes, pieds écartés, tenir un poignet avec l'autre main, se déhancher sans se cambrer et laisser tomber le poids du corps sur le côté, vers la cheville. Alterner avec l'autre côté.

Soulager poignets et coudes

Ecrire sur un clavier d'ordinateur et manier la souris à longueur de journée met également à mal les poignets et les coudes. Les mouvements répétitifs risquent d'induire graduellement des douleurs, puis des inflammations telles des tendinites (poignet) ou des épicondylites (coude).

Deux exercices simples pour les prévenir en leur offrant un moment de détente et d'étirement:

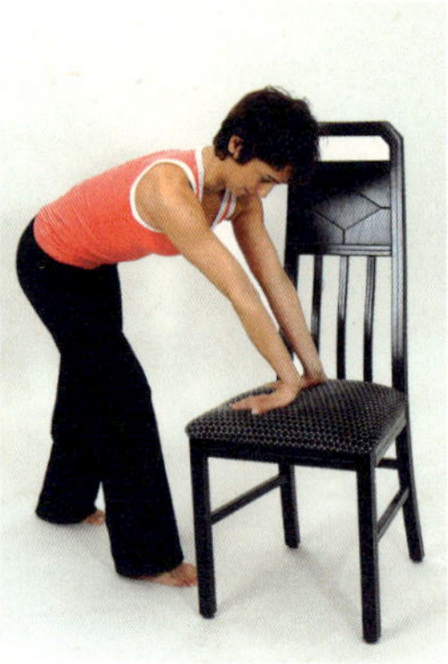

- Jambes en fente, dos droit, appuyer les deux mains, paumes en bas, doigts pointant vers soi sur l'assise de la chaise, ou d'une table par exemple. Tendre les coudes et reculer les épaules. Ne pas mettre trop de charge sur les mains.

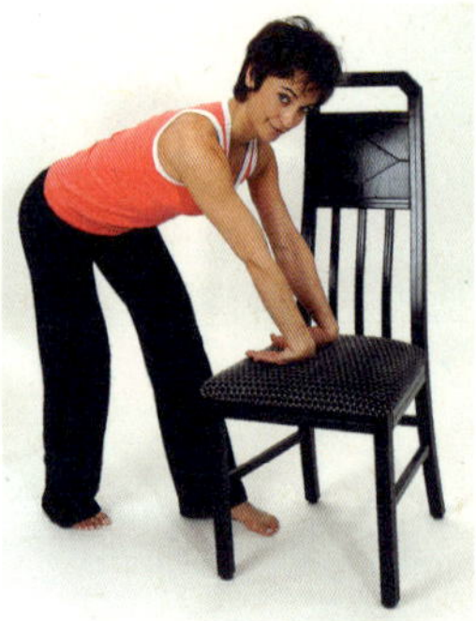

- Même position que ci-dessus, mais en appuyant le dos des mains sur la chaise, doigts dirigés vers soi, tourner les coudes tendus vers l'extérieur et reculer les épaules. Ne pas mettre trop de charge sur les mains.

Utiliser la souris à gauche

C'est fréquemment à droite (pour les droitiers), qu'on développe des inflammations. Pour soulager poignets et coudes, un petit truc tout simple: utiliser la souris de la main gauche (de la droite pour les gauchers). Il suffit de peu de temps en général pour s'y habituer.

Maux de dos? Attention!

Aïe! Qui n'a jamais poussé un cri en se tenant le dos, souvent suite à un faux mouvement? La douleur, provoquée par des gestes du quotidien, passe en général toute seule. Ce n'est pas le but de cet ouvrage d'entrer en détail sur les affections possibles et leurs conséquences. Toutefois, il faut souligner qu'un mal de dos ne doit jamais être pris à la légère. Si l'on réagit trop tard, le problème, et la douleur, peuvent s'installer sournoisement et devenir chroniques, avec de graves répercussions sur la qualité de vie du malade et de son entourage.

Quand consulter

Par ailleurs, une douleur dorsale peut aussi être le signe d'une lésion suite à un accident, ou d'une autre maladie (douleurs dites pro-

jetées), tels une attaque cardiaque, des calculs rénaux, une infection pulmonaire ou utérine, un ulcère de l'estomac, etc.
Il faut donc consulter immédiatement un médecin, notamment lorsque les douleurs:

- sont toujours là trois jours après leur apparition, malgré la prise d'antidouleurs ou d'anti-inflammatoires;
- sont permanentes et fortes surtout de nuit;
- s'accompagnent de douleurs abdominales, de problèmes intestinaux ou urinaires;
- irradient dans une jambe ou dans les deux;
- causent une faiblesse, un engourdissement ou un fourmillement dans une jambe ou dans les deux;
- sont la conséquence d'une chute ou d'un coup au dos;
- sont accompagnées d'une perte de poids inexpliquée.

LES MAUX DU DOS

Il n'existe pas un mais plusieurs types d'affections du dos, dont voici les principales:
*> **L'arthrose:** maladie dégénérative des articulations (usure), qui peut survenir après 50 ans.*
*> **La lombalgie:** la plus répandue (environ 85% des cas), survenant ou aggravée suite à des gestes ou positions du quotidien: mauvaises postures, port de charges trop lourdes, sport violent, travail répétitif, stress ou surpoids, etc.*
*> **Le lumbago:** ce «tour de rein» se produit brutalement dans la région lombaire, parfois d'un côté seulement, souvent après un faux mouvement, ou quand on soulève et/ou porte un objet lourd.*
*> **La hernie discale:** déformation du disque intervertébral, faisant une saillie qui peut être contenue ou déchirée.*
*> **La sciatique:** souvent associée à une hernie discale, elle se produit lorsque le nerf sciatique se trouve comprimé par un disque intervertébral endommagé, provoquant la douleur. La sciatique est fréquente dans la quarantaine, mais elle peut aussi frapper des adolescents ou des personnes âgées.*
*> **La sciatalgie:** souvent on pense souffrir d'une sciatique alors qu'il s'agit d'une sciatalgie, moins connue du grand public. La douleur est locale et, comme pour la sciatique, descend dans la jambe. Dans neuf cas sur dix, c'est dû à une trop grande sollicitation du muscle pyramidal (entre la hanche et la cuisse), soit chez des personnes manquant de mouvement, soit au contraire, chez les sportifs. Dans les deux cas, le muscle pyramidal, toujours en position contractée, se raccourcit avec le temps et comprime le sciatique.*

L'école du dos

Les personnes souffrant de certains problèmes de dos peuvent suivre des cours d'école du dos, pris en charge par l'assurance de base s'ils sont prescrits par un médecin. Le programme et la durée (quelques séances/semaine jusqu'à quatre semaines à plein temps) varient selon les établissements et thérapeutes qui prodiguent ces cours.
Tous visent à redonner la mobilité, la force, la souplesse et l'équilibre au patient, tout en diminuant son stress, ce qui permet bien souvent de diminuer la douleur, voire de la faire disparaître. Cela à travers des séances de musculation, de stretching, d'aquagym, de gym au sol et/ou avec ballon, des massages, etc.
Par ailleurs, le patient suit des séances d'ergothérapie, en groupe et individuelles, pour soulager et protéger son dos en apprenant les bons gestes, adaptés à son lieu de travail et à son quotidien (faire le ménage, se lever, porter, etc.).

Ménager son dos au bureau

Les indications suivantes*, à adapter selon les préférences et les tâches de chacun, permettent d'avoir un poste de travail ergonomique.

La table de travail:

- Dans l'idéal, elle est réglable en hauteur, voire inclinable, pour s'adapter à l'utilisateur, à ses tâches et permettre de changer de position et travailler debout aussi.

L'écran:

- Eviter les contre-jour et les reflets sur l'écran en plaçant l'écran perpendiculairement aux fenêtres et en éclairant le bureau avec des lampes adéquates.
- La hauteur des yeux doit arriver au maximum à la hauteur du bord supérieur de l'écran.
- L'écran est légèrement incliné pour faire face à l'usager.

Le clavier et la souris:

- Le clavier doit être suffisamment éclairé et placé de sorte qu'en l'utilisant, les coudes soient à angle droit, sans avoir les poignets cassés. Eviter les tables spéciales pour ordinateur qui sont tout sauf ergonomiques, car trop exiguës et trop basses. De même pour les tablettes coulissantes, fixées sous le plan de travail. Leur surface est insuffisante pour faire des gestes aisés.
- La distance du clavier au bord de table doit permettre de poser jusqu'à la moitié des avant-bras.
- La hauteur du coude devrait être égale à la hauteur du plan de travail ou légèrement supérieure.

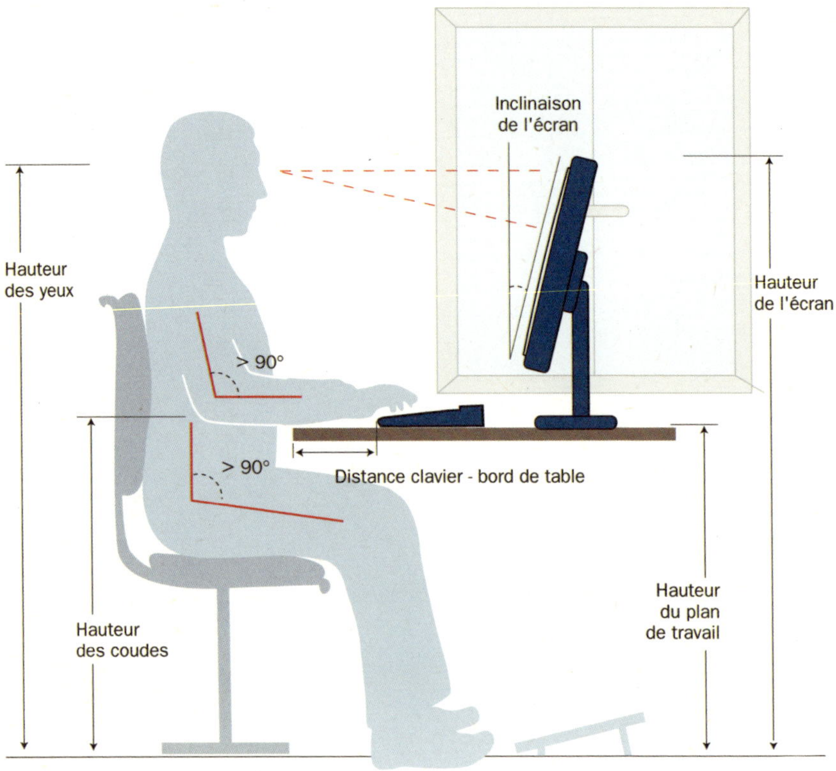

LES ORDINATEURS PORTABLES NE SONT PAS ERGONOMIQUES

Inutile d'essayer de suivre toutes les recommandations pour installer un poste de travail ergonomique quand on utilise un ordinateur portable. L'écran étant fixé au clavier, la distance œil - écran est en général moins grande, provoquant une inclinaison plus grande de la tête, de la nuque et du tronc, ce qui peut entraîner tensions et inconfort. Et en tapant sur le clavier du portable, les avant-bras sont souvent repliés et les mains plus hautes que les coudes.
Les touches de certains modèles sont plus rapprochées que celles d'un clavier normal, ne laissant même pas assez de place pour un doigt, ce qui peut gêner dans les mouvements et provoquer de la fatigue musculaire. Tout comme l'emploi des souris intégrées dans le clavier, type membrane tactile (touch-pad) *ou boule de commande ou minimanche à balai* (minijoystick).
Il est donc recommandé de limiter l'emploi du portable dans la mesure du possible, en donnant la préférence à un poste fixe pour des travaux de longue haleine.
Pour ceux qui n'ont pas le choix, utiliser une souris et un clavier (il en existe des modèles peu encombrants) soulage déjà notablement. Il existe également des dispositifs permettant de surélever l'écran quand on est assis à son bureau. Le meilleur système est le portable qui se fixe sur une station d'accueil qui établit la liaison avec un clavier, une souris et un écran ordinaires.

- Les claviers ergonomiques, en forme de vague et munis d'appuie-poignets épargnent épaules, coudes et poignets.
- Une souris optique est plus précise que la souris à boule, permettant d'éviter un excès de petits mouvements répétitifs du poignet qui, en plus, sont très stressants.
- La souris devrait être utilisée dans la zone accessible par la main, sans avoir à allonger le bras.
- Les petits pieds du clavier peuvent en général être abaissés (clavier à plat) pour réduire l'angle du poignet.

La chaise:

- Au minimum, on doit pouvoir régler la hauteur du siège (tant pour des personnes de petite que de grande taille) et avoir une profondeur d'assise adaptée. Le dossier doit être réglable au moins en hauteur et en avant et en arrière. Enfin et surtout, le siège doit être muni de supports lombaires pour les longues heures en position assis.
- Les pieds doivent être à plat au sol. Utiliser un repose-pied permet de varier la posture et, pour les personnes mesurant moins de 1,65 m, de rehausser le sol si la table de travail ne peut pas être baissée. On doit pouvoir y poser tout le pied, et il doit être stable.
- Les roulettes de la chaise doivent être adaptées au type de sol (moquette ou sol dur) afin de pouvoir la déplacer sans difficultés tout en l'empêchant de rouler trop aisément.

L'unité centrale:

- Même l'ordinateur le moins bruyant devrait être placé en dessous de la table et non pas dessus, pour réduire le bruit et éviter la chaleur et les vibrations.

L'éclairage et les câbles

- Une lampe d'appoint peut pallier le manque de lumière sur une zone de la place de travail.
- Des guide-fils pour les câbles évitent qu'ils gênent sur la surface de travail.

* Source: Vera Bustamante, ergonome, www.sante-au-travail.ch

Pour aller plus loin:
bibliographie et sites internet utiles en annexes

{ CHAPITRE 5 }

STRETCHING ET PROPRIOCEPTION

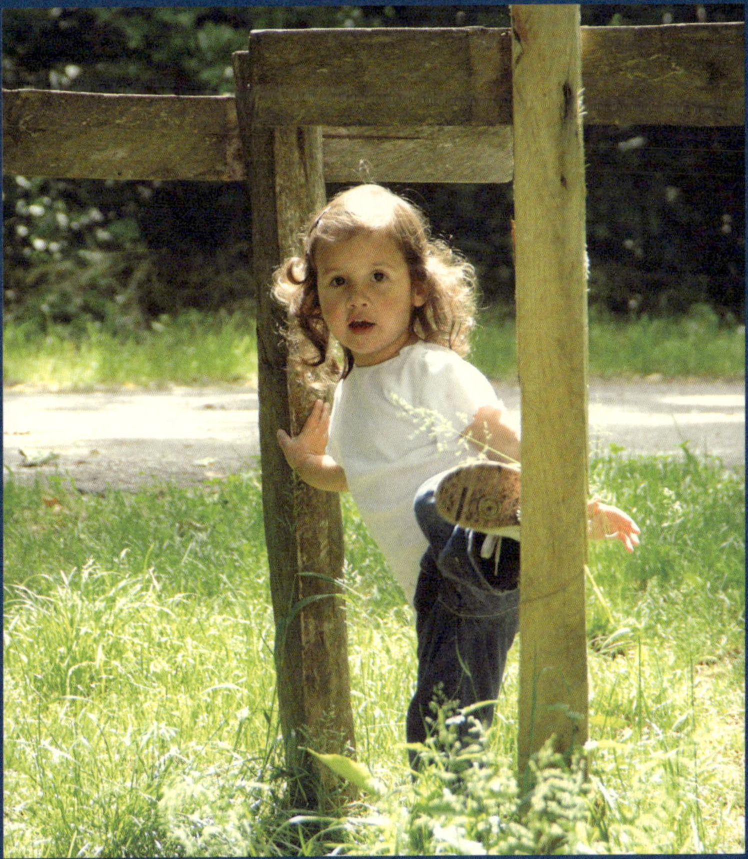

Le stretching, plus qu'un étirement

- *Comment ça marche*
- *L'indispensable proprioception*

S'exercer au quotidien

- *Savoir se stretcher*
- *Se tonifier et s'étirer*

Pour l'autonomie des seniors

- *Exercices pour aînés et gens moins souples*

STRETCHING ET PROPRIOCEPTION

Le stretching, plus qu'un étirement

Plus on avance en âge, moins on est souple… Certes, mais ce n'est pas une fatalité. L'exercice régulier du stretching, ces étirements doux et en profondeur, permet de prévenir, ralentir et inverser cette évolution. Cela vaut tant pour les plus jeunes que pour les seniors.

D'ailleurs, cette gymnastique, autrefois conseillée aux seuls sportifs, fait aujourd'hui partie des pratiques recommandées pour une bonne hygiène de vie. De plus, elle est largement utilisée dans le traitement de problèmes physiques dus à une mauvaise posture et des maux de dos. Et elle est proposée par tous les centres de fitness et autres cours de gym douce, ainsi que dans le cadre de la gymnastique pour aînés.

Comment ça marche

Les muscles ont effectivement tendance à se raccourcir après toute activité physique, sportive ou non, et également avec l'âge. Ils perdent de leur élasticité. A la longue, devenus trop courts, ils tirent trop sur les tendons et sur les os auxquels ils sont attachés, ce qui peut entraîner divers maux, voire des déséquilibres osseux, notamment sur la colonne vertébrale.

De plus, les tissus, moins bien irrigués, perdent de leur vitalité et les articulations se grippent toujours davantage. Avec à la clé des douleurs et des problèmes tels des tendinites, des périarthrites, des maux de dos et des épaules et d'autres épicondylites et syndromes du tunnel carpien. Le temps passant, ils entraînent des problèmes de coordination, de mauvaises postures et des chutes. Ces affections touchent un large public, puisqu'on les observe principalement chez les 35 à 60 ans.

Retrouver la force et le calme

Le stretching consiste à étirer le muscle en profondeur, avec douceur. Avec l'exercice régulier, il (re)devient plus long, disposant du coup de plus de force pour se contracter. Il sera plus souple aussi, permettant des mouvements plus amples et plus précis, libérant les articulations, d'où une réduction des risques d'accident. Enfin, la pratique régulière permet également de diminuer les tensions nerveuses et le stress.

L'indispensable proprioception

Se stretcher développe aussi le sens proprioceptif. Ce dernier, souvent négligé, est pourtant aussi essentiel qu'une musculature solide et souple: sans proprioception, impossible de se situer dans l'espace ou d'être conscient de sa propre posture, et donc, d'adapter presque instantanément le geste à la situation. Par exemple: sauter pardessus une flaque d'eau, éviter d'entrer en collision avec un passant pressé, se rattraper avant la chute lorsqu'on trébuche, attraper un objet qui tombe, etc.

Bienfaits multiples

Exercer régulièrement le sens proprioceptif permet notamment:

- une meilleure perception corporelle;
- une meilleure résistance musculaire;
- une meilleure réactivité musculaire;
- le développement de l'agilité et de la coordination;
- la protection des articulations;
- la détente musculaire;
- une bonne relaxation.

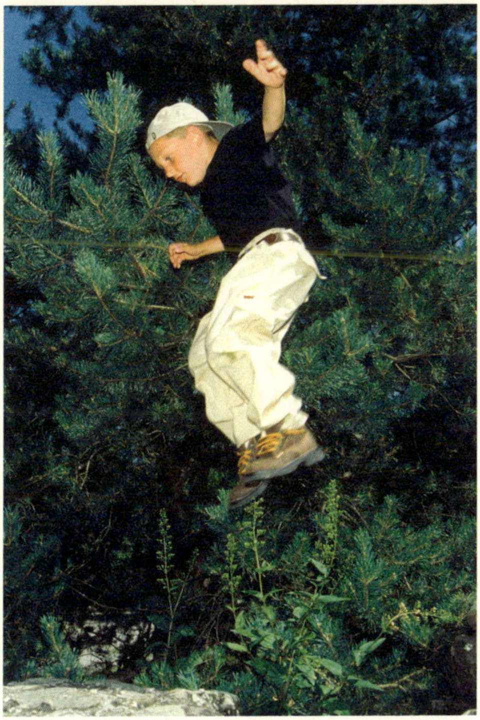

S'exercer au quotidien

Se stretcher trois fois par semaine au moins permet de vraiment améliorer son bien-être. Les débutants, de tout âge, remarqueront les bienfaits en quelques jours seulement. Et il n'est pas du tout contre-indiqué de le faire quotidiennement. Ou à chaque fois qu'on en ressent le besoin, par exemple au travail, lors de tensions dans le dos, les épaules, etc., au bureau *(lire chapitre 4)* ou après un effort inhabituel (par exemple longue randonnée, déménagement, peinture des murs d'une chambre, etc.).

Savoir se stretcher

Pour un stretching efficace:

- Veiller à exécuter chaque exercice correctement, en gardant la bonne posture, par exemple en se regardant dans un miroir au début, soit en demandant à un(e) ami(e), son conjoint, etc., d'observer.
- Prendre la position lentement jusqu'à sentir un léger tiraillement dans le muscle (sensation de chaleur).
- Travailler en respectant son propre niveau, sans forcer en tirant trop et trop longtemps.
- Travailler toujours les deux côtés en alternance et sur la même durée, pour l'équilibre des muscles.
- Eviter les mouvements saccadés et extrêmes sur la colonne vertébrale.
- En cas de douleur, arrêter aussitôt l'exercice.
- Changer de position en douceur.
- Veiller constamment à ce que toutes les parties du corps soient alignées et effectuer l'autoagrandissement (comme si un fil invisible au milieu du crâne le tirait en haut).
- Respirer, soupirer, expirer – éviter les apnées.

CONSIGNES
Tenir chaque position 20 à 30 secondes et répéter chaque exercice trois fois (de chaque côté) en alternance.

> Tonification des pectoraux et équilibre

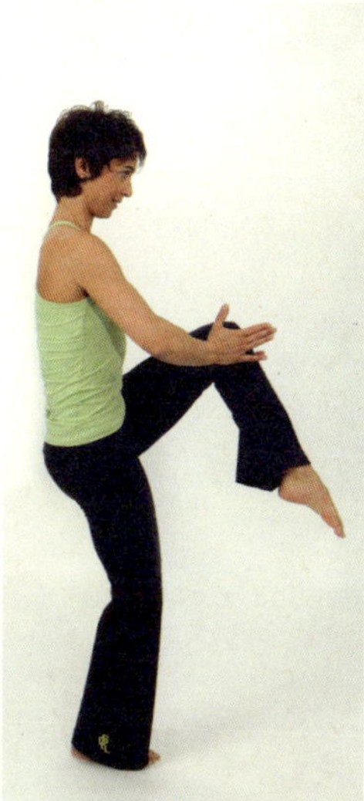

Debout, dos droit, épaules abaissées, plier légèrement la jambe droite. Lever l'autre jambe et presser le genou des deux mains. Alterner avec l'autre côté.

Pour les plus entraînés: fermer les yeux. On peut le faire progressivement aussi, en fermant les yeux pendant 2, puis 5, puis 7 secondes, etc.

> Etirement des mollets

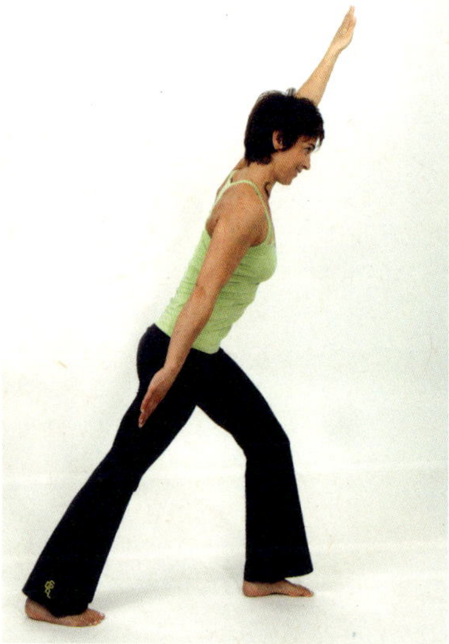

La jambe gauche fléchie, en avant (fente avant écartée), lever le bras gauche et baisser le droit, parallèle au dos. De même pour la jambe droite, tendue en arrière, talon collé au sol, pied droit. Tout le corps doit être aligné harmonieusement. Alterner avec l'autre côté.

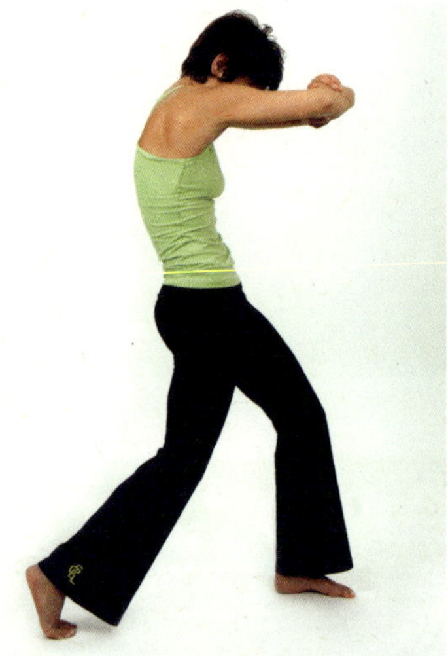

> Etirement des fléchisseurs de la hanche

Jambes en fente avant, le dos rond, croiser les bras et pousser les coudes en avant et le sternum en arrière. Alterner avec l'autre côté.

> Etirement du dessus des cuisses

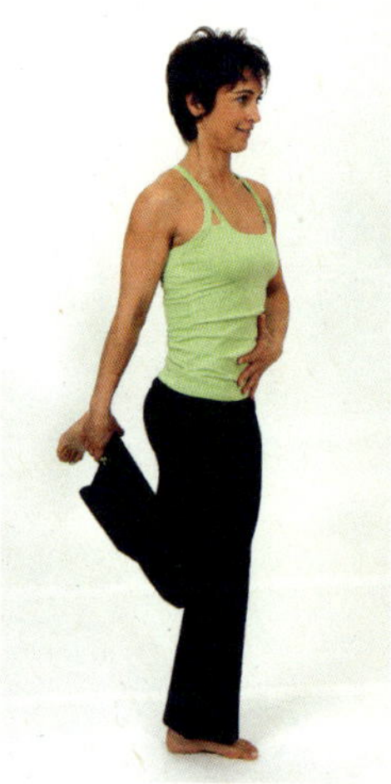

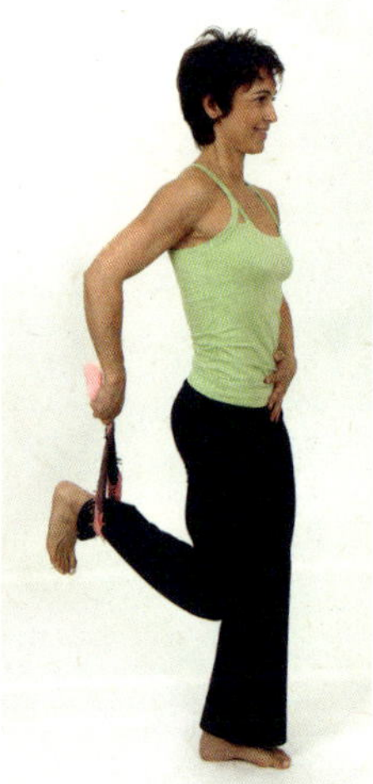

Debout (ou appuyé d'une main sur un dossier de chaise ou un mur), plier l'autre jambe et tirer le talon vers la fesse en alignant la cuisse parallèlement à l'autre. Aligner dos, hanche et genou. La main sur le ventre contrôle si les abdos sont serrés pour éviter de se cambrer. Alterner avec l'autre côté.
Cet exercice est particulièrement bénéfique pour le dos, et recommandé aux personnes ayant des problèmes de dos.
Pour les moins souples: utiliser une ceinture ou un foulard pour tenir le talon *(photo de droite).*

Adducteurs et abducteurs

> Les muscles adducteurs (p.ex. l'intérieur de la cuisse) sont ceux qui ramènent vers l'axe du corps les parties auxquelles ils sont attachés.
> Les muscles abducteurs, à l'inverse, produisent l'abduction (p.ex. l'extérieur du bassin), soit le mouvement qui éloigne une partie du corps de son axe (ou d'un membre).

> Etirement du muscle pyramidal (stabilisateur du bassin)

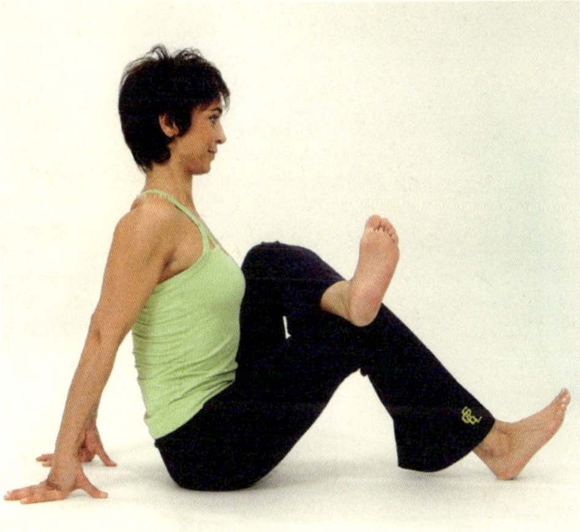

En appui sur les bras, coudes fléchis, plier la jambe droite, et poser la cheville gauche sur le genou, avec les deux pieds en flexion. Veiller à garder le dos droit. Plus la distance entre le pied au sol et les fesses est réduite, plus l'exercice est intense.
Cet exercice est particulièrement bénéfique pour le dos, et recommandé aux personnes souffrant de problèmes de dos.

> Etirement des adducteurs des cuisses

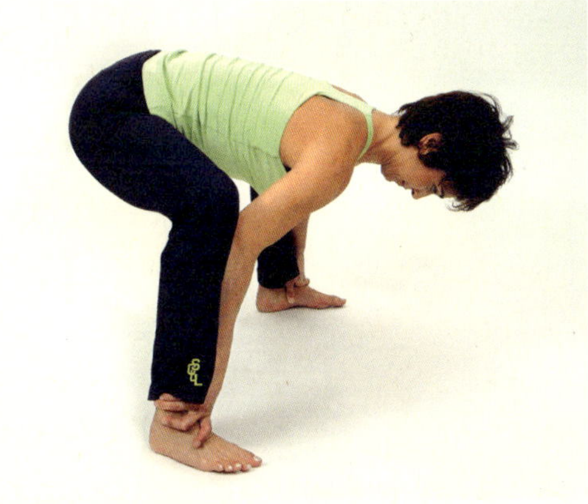

Jambes écartées, se pencher en avant en baissant le bassin, tout en gardant le dos droit, la tête alignée et tenir les chevilles, les coudes entre les jambes. Pousser les coudes dans les genoux.

Pour l'autonomie des seniors

Les personnes âgées sont souvent moins précises dans leurs gestes et se sentent moins sûres dans leurs déplacements. Du coup, nombreux sont celles et ceux qui n'osent plus sortir, aller se promener sur des chemins non goudronnés, etc., de peur de tomber et/ou d'être bousculés. La plupart du temps, cette crainte est provoquée par le manque de souplesse et de force musculaire.

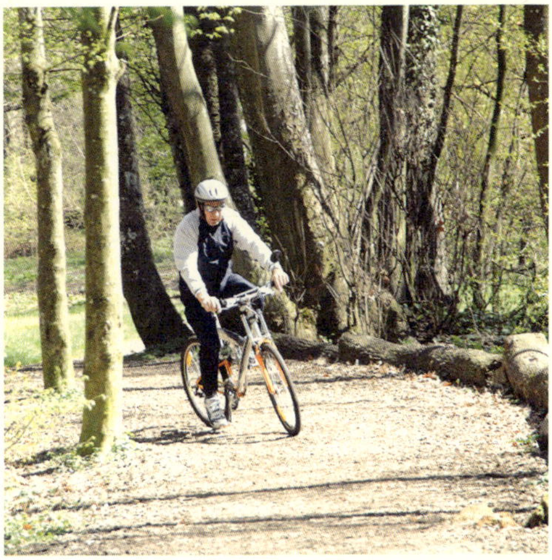

La pratique régulière du stretching (et de la musculation, *lire chapitre 6*) leur permet de retrouver résistance et assurance, même à un âge avancé, et donc de reconquérir une plus grande autonomie.

Exercices pour aînés et gens moins souples

Quelques exercices de stretching spécifiques (trois fois par semaine ou plus) permettent déjà de retrouver ou d'entretenir la souplesse et l'équilibre.
Les mouvements décrits à la page suivante peuvent également être pratiqués par tout un chacun, et notamment par les personnes qui sont moins souples.

CONSIGNES

Tenir chaque position 20 à 30 secondes et effectuer chaque exercice trois fois (de chaque côté) en alternance.

> Etirement des mollets

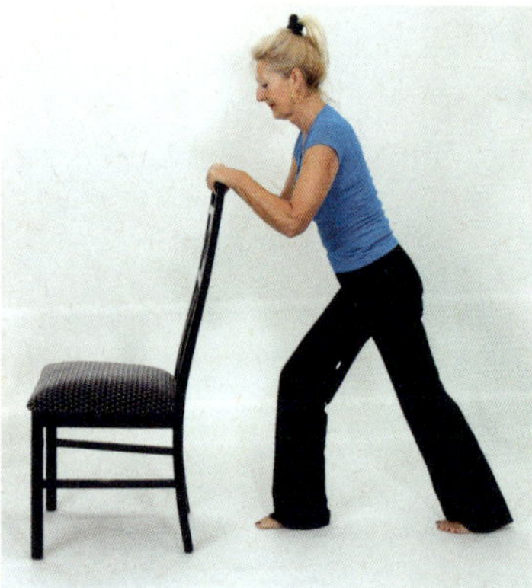

En appui sur le dossier d'une chaise, une jambe fléchie devant, l'autre tendue derrière, talon au sol, serrer les fesses et rentrer le ventre. La jambe tendue et le dos doivent être alignés. Alterner avec l'autre côté.
Excellent pour la prévention du flexum (manque d'extension) du genou, fréquent chez les seniors.

> Renforcement des cuisses et équilibre

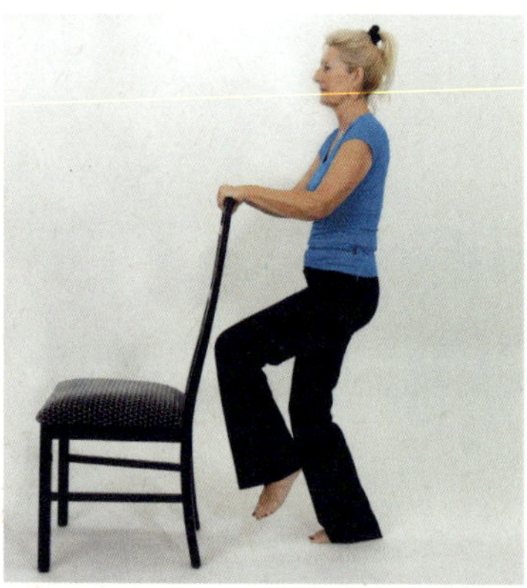

En appui sur le dossier de la chaise, la jambe gauche fléchie (plus elle est fléchie, plus on fait travailler la cuisse), soulever l'autre jambe. Alterner avec l'autre côté.

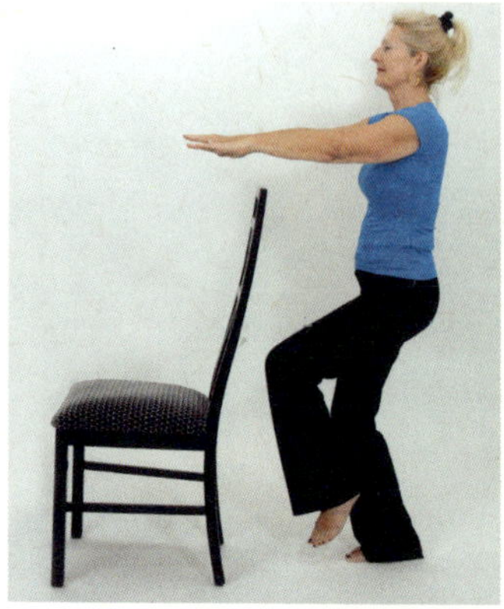

Si l'on se sent assez sûr, on peut lâcher le dossier de la chaise *(photo ci-dessus)*, et, pour accroître encore la difficulté, effectuer l'exercice les yeux fermés, ou en les fermant toutes les cinq secondes par exemple.
Très bon pour la prévention des chutes.

> Etirement des fléchisseurs de la hanche

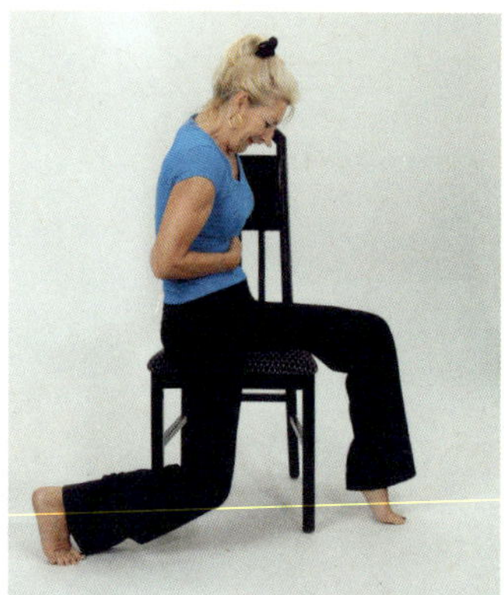

Assis sur la fesse gauche, la jambe gauche pliée, sur la pointe du pied, reculer le genou de l'autre jambe, avec le pied en flexion, en faisant le dos rond comme si on avait été poignardé dans le ventre et en roulant sur la fesse.
Assure la prévention du flexum (manque d'extension) de la hanche ou permet la récupération de sa mobilité.

Pour aller plus loin:
bibliographie et sites internet utiles en annexes

{ CHAPITRE 6 }

LA MUSCULATION À TOUT ÂGE

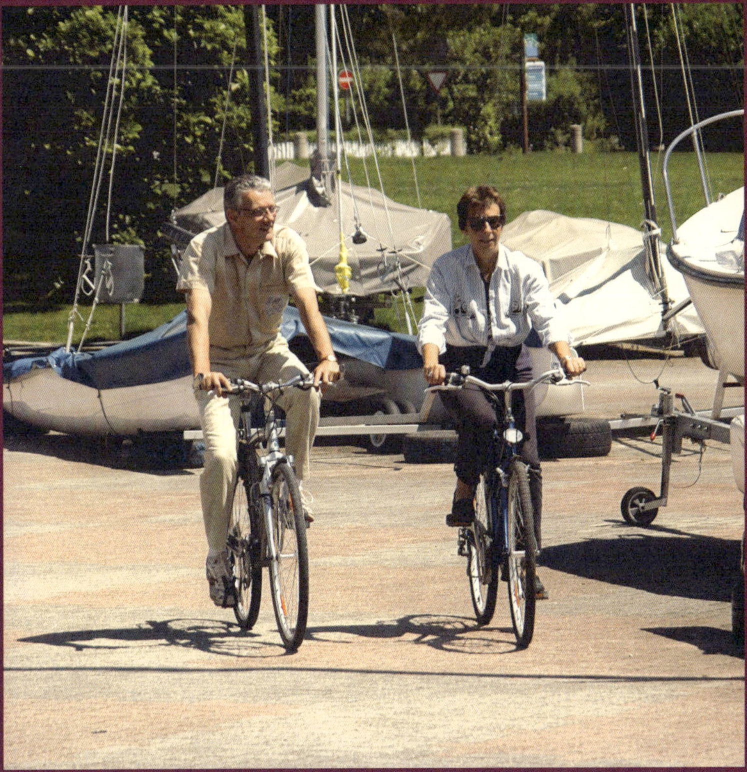

LA MUSCULATION À TOUT ÂGE

Pourquoi le muscle a du bon

Se muscler correctement n'a rien à voir avec la gonflette à outrance. Et la musculation n'est pas réservée aux seuls hommes. Tout le monde, de l'enfant jusqu'au vieillard, a besoin de bons muscles, forts et toniques. Ne pas les solliciter suffisamment en manquant d'exercice entraîne non seulement un manque de force et de vigueur, mais peut avoir de nombreuses autres conséquences, parfois graves, sur la santé et la qualité de vie.

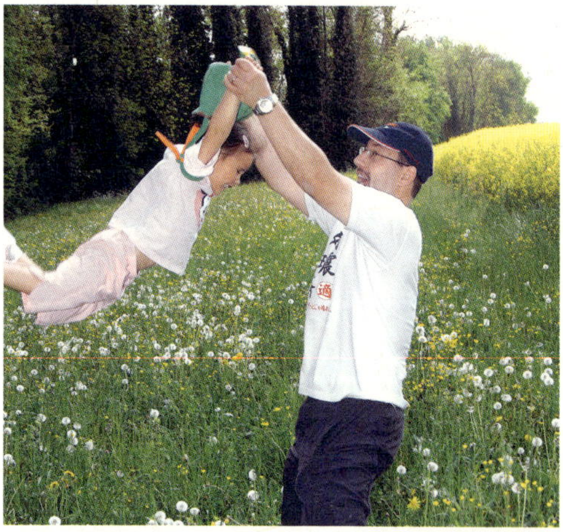

Rôles et bénéfices multiples

Etre bien musclé rend les tâches du quotidien plus faciles: porter des sacs ou des objets lourds, soulever un enfant, monter des escaliers, tirer des meubles, etc. Mais la musculation joue également un rôle pour d'autres fonctions et parties du corps, notamment:

- **Les os:** la perte des tissus osseux est inéluctable avec l'âge (risque d'ostéoporose). Mais elle est nettement freinée par un entraînement régulier. Plusieurs études ont démontré que même après 60 ans, revigorer ses muscles en bougeant permet d'arrêter la perte de tissus osseux.
- **Les articulations:** si l'on est entraîné, elles sont plus souples, plus stables et donc plus résistantes grâce au renforcement des tendons et des ligaments. Moins surmenées, leur usure (arthrose) est freinée.
- **Les viscères:** ils sont tenus par les abdominaux. Si ceux-ci sont trop lâches, ils peuvent s'affaisser. De même, un périnée trop lâche peut entraîner de l'incontinence, ou une descente d'organes, entre autres.
- **Le dos:** il se fatigue davantage s'il n'est pas musclé harmonieusement. Il sera aussi moins aisé de garder la bonne posture, avec des douleurs à la clé.
- **La mobilité:** un corps musclé est plus mobile et permet de rester autonome plus longtemps.

LA FONTE MUSCULAIRE

Lorsqu'après une fracture on doit porter un plâtre, les muscles fondent rapidement. Le même processus, en moins rapide, se produit quand on ne sollicite pas assez ses muscles au quotidien. Progressivement, ils perdent de leur force et de leur endurance. Leurs attaches (tendons) s'affaiblissent, augmentant encore le risque, par exemple, de contracter une tendinite lorsqu'on effectue des mouvements répétés et inhabituels.

Par ailleurs, après la trentaine, une personne sédentaire perd jusqu'à 225 g de muscle chaque année. Souvent, cela n'apparaît pas sur la balance, car en contrepartie, le corps gagne en tissu gras.

En résumé: les risques d'accidents – fractures, déchirures, entorses, etc. – sont diminués par une bonne musculature.

S'entraîner peu, mais régulièrement

Pas besoin de machines lourdes et coûteuses pour entraîner vos muscles. Si vous pratiquez les autres activités indiquées dans ce livre, il suffit de quelques exercices simples, à effectuer à la maison. Un programme d'une quinzaine de minutes environ, à faire sur le tapis du salon, sur un linge ou un petit tapis de gymnastique, vendu dans les commerces spécialisés.
Vous pouvez aussi faire un tour sur la piste Vita de votre région *(lire en p. 24)* en y exécutant uniquement les activités de musculation.

Le bon rythme

Quoi qu'il en soit, mieux vaut quatre exercices pour travailler les parties musculaires principales – abdos, bras, cuisses et lombaires – deux à trois fois par semaine, que tout un programme en salle, effectué une seule fois par semaine. Car, hélas, seule la régularité apporte des progrès durables. Les effets de tout entraînement irrégulier sont, eux, tout aussi vite perdus.

Bien respirer

Pour exécuter les exercices de musculation efficacement et sans se faire de mal, expirer en vidant complètement l'air avant l'effort, en rentrant le nombril vers la colonne, rester en apnée durant les 3 à 4 secondes de la contraction du muscle, puis relâcher et respirer sans complètement se remplir d'air, et enfin expirer. Etc.

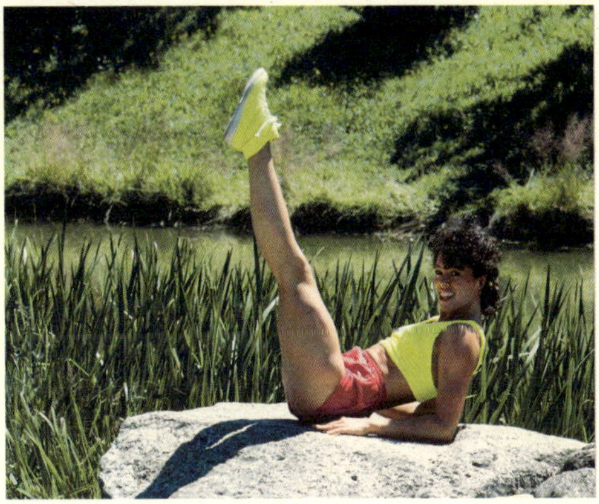

Le bon entraînement

Pour une musculation efficace, il est impératif de:

- Exécuter chaque exercice correctement, en gardant la bonne posture, par exemple en se regardant dans un miroir au début, soit en demandant à un(e) ami(e), son conjoint, etc., de regarder et corriger la position si nécessaire.
- Effectuer les mouvements lentement, sans élan ni à-coups.
- Respirer de façon décontractée et régulière et expirer comme il faut durant l'effort *(lire ci-contre).*
- Doser l'effort, ni trop, ni trop peu. En cas de douleur ou si l'exécution devient trop difficile, il est temps d'arrêter.
- Stretcher (étirer) les parties du corps sollicitées *(lire chapitre 5).*
- Se reposer et ne pas faire de musculation le lendemain, mais laisser le corps récupérer un jour.

Musculation pour elle et lui

Les exercices qui suivent sont conçus pour des personnes en bonne santé, débutants et de tout âge. Dans le doute, ou si vous souffrez d'un problème physique, il faut d'abord demander conseil à votre médecin.

CONSIGNES
Tenir chaque contraction 3 à 4 secondes, puis faire une courte pause.
Répéter chaque exercice 5 à 8 fois de chaque côté, en alternance. Débutants: augmenter progressivement le nombre de séries. A faire 2 à 3 fois par semaine.

> Abdominaux

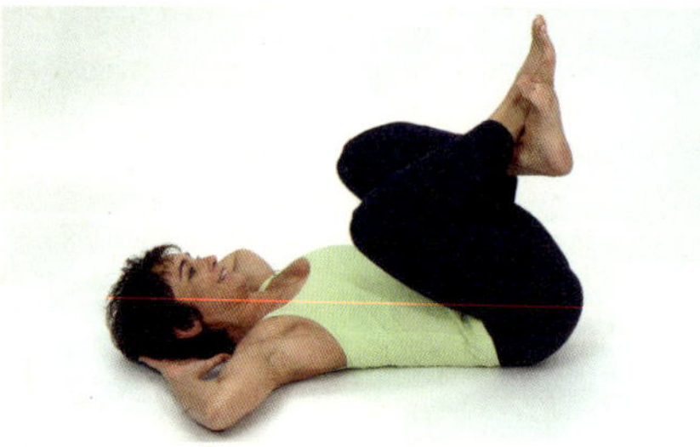

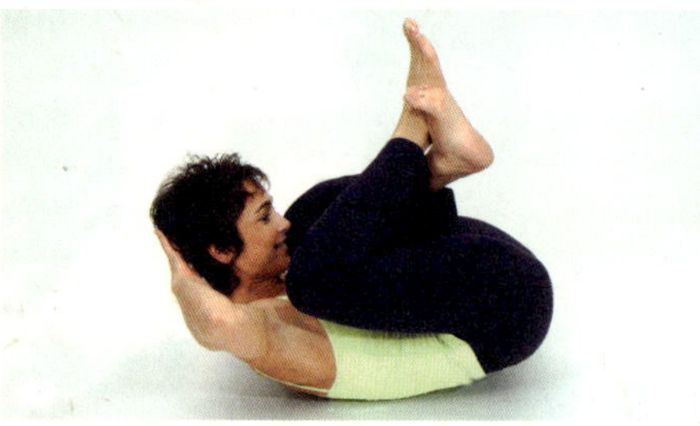

Le dos plat, tenir la tête, coudes écartés, de sorte qu'on ne les voie pas soi-même, pieds croisés, ramener les genoux dans les aisselles tout en décollant tête et omoplates.

> Cuisses et abducteurs

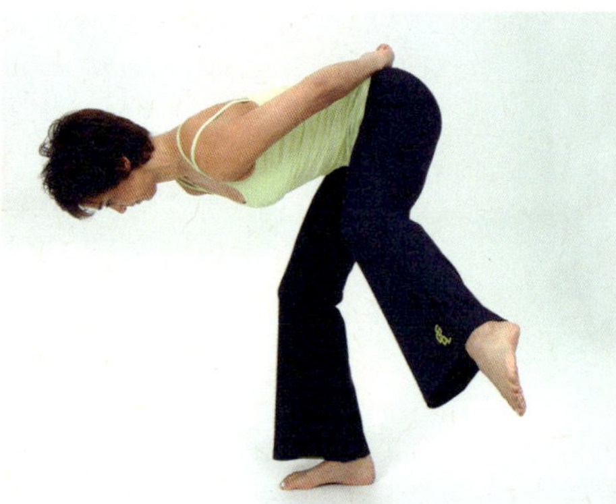

Dos droit, mains sur les lombaires, se pencher en avant, jambe droite légèrement pliée, lever la jambe gauche latéralement, le plus haut possible. Alterner avec l'autre côté. Pour les sportifs, effectuer l'exercice en fermant les yeux trente secondes. On peut s'y entraîner progressivement, en commençant par les fermer d'abord pendant deux secondes, puis cinq, etc.

> Abdominaux, adducteurs et pectoraux

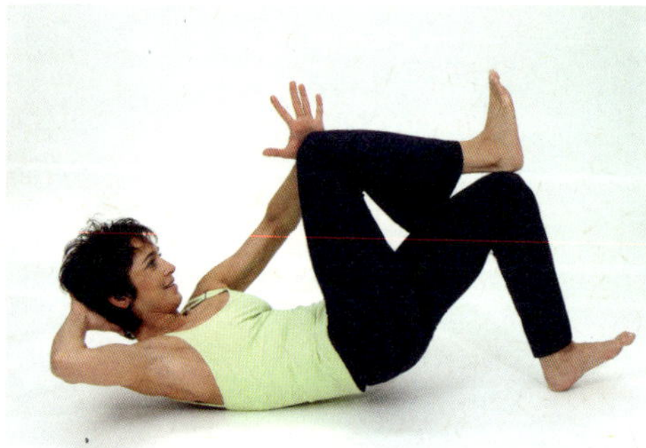

Dos droit, maintenir la nuque de la main droite, coude écarté et décoller les omoplates, monter le fessier, talon droit appuyant fortement sur le genou gauche. Pousser la main gauche contre le genou gauche avec une certaine pression. Alterner avec l'autre côté.

> Bras

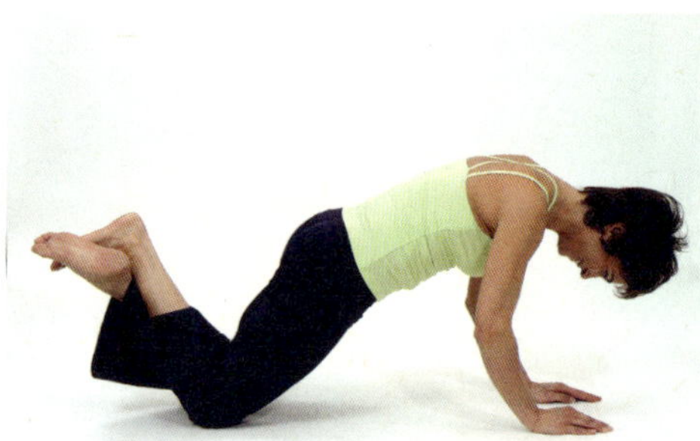

Croiser les jambes derrière, pieds soulevés, dos arrondi, mains posées à plat et qui pointent en avant, bassin en rétroversion, serrer le fessier et faire des appuis faciaux, les coudes près du corps .

Musclez le périnée pour le plaisir

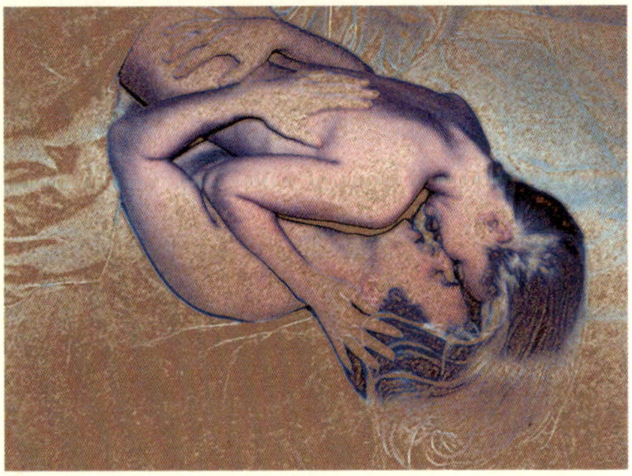

Le périnée est une sangle musculaire accrochée au petit bassin, dont elle constitue le plancher, appelé aussi plancher pelvien. Situé entre le sexe et l'anus, chez la femme et chez l'homme, il soutient tous les organes de l'abdomen. C'est lui qui permet de contrôler la miction (l'émission d'urine). Pour bien le situer, faites un «stop pipi» comme si vous uriniez.

Troubles orgasmiques

- **Chez la femme**, le plancher pelvien est plus fragile que chez l'homme, à cause de la cavité du vagin. Muscler le périnée permet de mieux maîtriser les fonctions de la vessie et donc de prévenir les problèmes d'incontinence. De même, cela réduit le risque de descente d'organes (prolapsus) après un accouchement.
  Un périnée ferme facilite de plus la circulation sanguine dans les vaisseaux qui irriguent les organes génitaux. L'afflux sanguin ainsi accru améliore la lubrification vaginale et renforce la tonicité des parois du vagin.
  Enfin, bien musclé, le périnée permet d'enserrer plus intimement le pénis lors de l'acte sexuel, générant un plaisir plus intense, tant pour la femme que pour l'homme.
- **Chez l'homme**, un périnée entraîné évite les problèmes de prostatite (inflammation de la prostate) ou encore d'incontinence urinaire. Cela permet également de prévenir ou de remédier à des troubles sexuels telle l'éjaculation précoce et peut contribuer à prolonger l'acte sexuel.

Exercices pour elle et lui

Le périnée s'entraîne comme n'importe quel autre muscle chez les femmes et chez les hommes. Cela par des exercices simples, qu'on peut effectuer n'importe où. En marchant, assis au bureau, dans sa voiture, etc.
Les femmes se voient désormais proposer de nombreux cours de renforcement du périnée avant et après l'accouchement, également dans le cadre de cours de gym maman-bébé, et pour prévenir l'incontinence. Les hommes souffrant d'un problème nécessitant un renforcement du plancher pelvien sont en général envoyés chez un spécialiste ou un physiothérapeute.

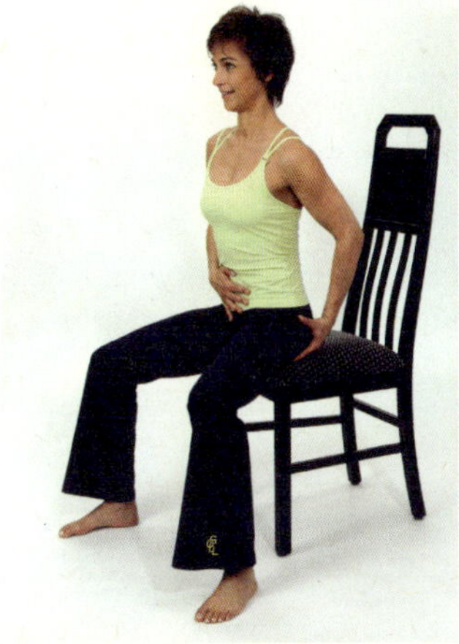

Bien contracter le muscle

Avant tout, il faut s'assurer de bien contracter le périnée seulement. Pour cela, assis sur une chaise, mettre une main sous une fesse et poser l'autre au-dessus du pubis. Contracter le périnée. On ne doit rien voir, ni sentir bouger sous ses mains de l'extérieur – aucune activité musculaire, ni côté fesses, ni côté ventre.

Trois exercices

1. Assis, contracter le périnée une fois par seconde, trente fois de suite. Commencer progressivement pour arriver jusqu'à une contraction à la seconde.
2. Assis, contracter le périnée durant cinq à huit secondes à l'intensité maximale, puis relâcher. Répéter huit à dix fois.
3. En marchant, effectuer une contraction tous les trois pas sans bouger d'autres muscles – personne ne doit voir ce qui se passe. Répéter pendant environ deux minutes.

Attention: n'effectuez jamais ces exercices pendant que vous urinez, car cela risque de déclencher un automatisme vous empêchant de vider complètement la vessie!

Exercices pour les seniors

La force de l'autonomie

L'être humain perd plus d'un tiers de sa masse musculaire au cours de sa vie. Cette dégradation s'accélère dès 50 ans. Parallèlement, la densité osseuse se réduit, pouvant entraîner de graves problèmes de santé (p.ex. ostéoporose). L'entraînement de la musculature est donc particulièrement important pour les personnes qui ont dépassé la cinquantaine.

Quelques exercices déjà permettent de préserver une bonne qualité de vie jusqu'à un âge avancé. En effet, autant que la souplesse des muscles *(lire chapitre 5)*, développer et maintenir leur force permet de diminuer les risques de chutes et d'accidents, et procure ainsi une plus grande autonomie. Par exemple pour sortir seul dans la rue, porter les sacs à ordures, à commissions, les valises, déplacer des meubles, etc.

Les exercices ci-dessous conviennent particulièrement aux aînés, mais tout un chacun peut en retirer des bénéfices.

CONSIGNES

Tenir chaque contraction 3 à 4 secondes et répéter chaque exercice 5 à 8 fois de chaque côté, en alternance. Débutants: augmenter progressivement le nombre de séries. A faire 2 à 4 fois par semaine.

> Cuisses

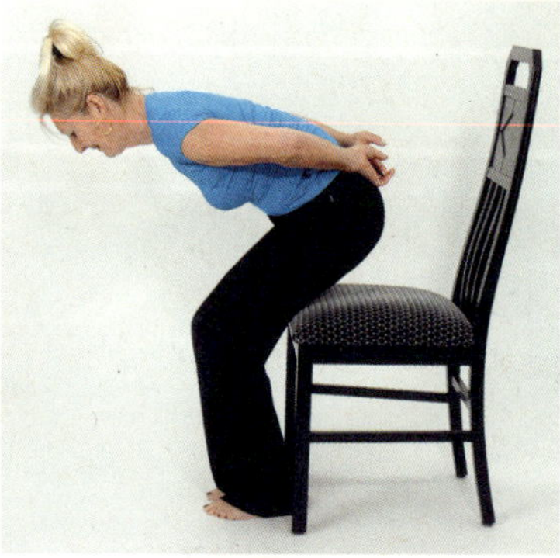

Placé devant une chaise, plonger le tronc en avant tout en rapprochant les fesses du siège, serrer les omoplates, mains croisées dans le dos, dos droit, avec le poids du corps sur les talons.

Permet de prévenir la peur de tomber en avant ou en arrière.

> Abdominaux et bras

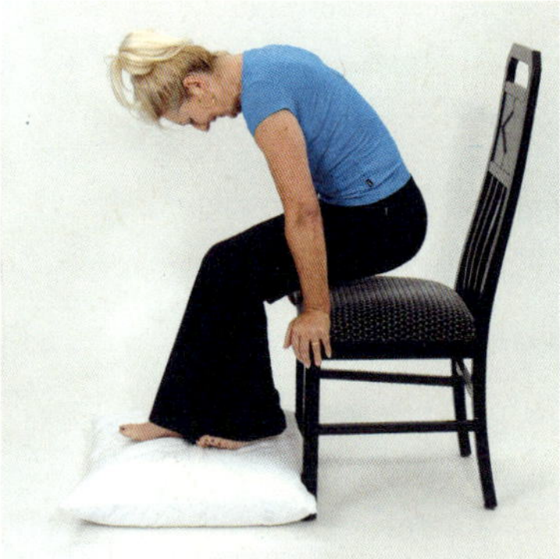

En appui sur les bras, mains sur le bord du siège, serrer le ventre, monter les fesses le plus haut possible, faire le dos rond. Les pieds, légèrement décalés, appuient le moins possible sur le coussin.

> Abdominaux, bras et épaules

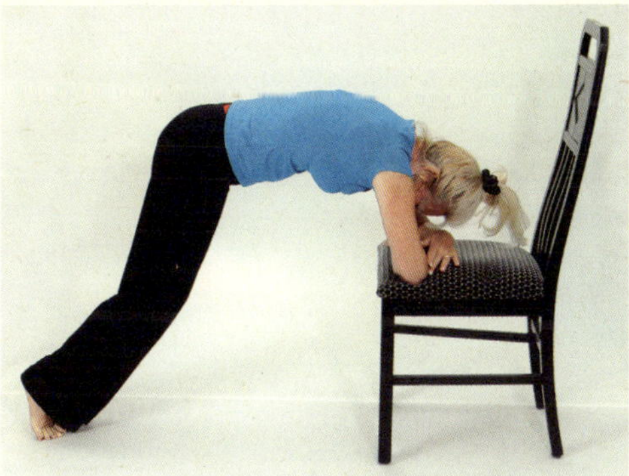

En appui sur une chaise, sur les bras, dans l'axe vertical des épaules, serrer les fesses, le dos rond, sur la pointe des pieds, serrer le ventre et monter le sternum. Plus on éloigne les jambes de la chaise, plus l'exercice est difficile.

Pour aller plus loin:
bibliographie et sites internet utiles en annexes

Voir également les exercices de musculation matinaux *(chapitre 3)*.

{ CHAPITRE 7 }

L'ENDURANCE, POUR VIVRE PLUS LONGTEMPS

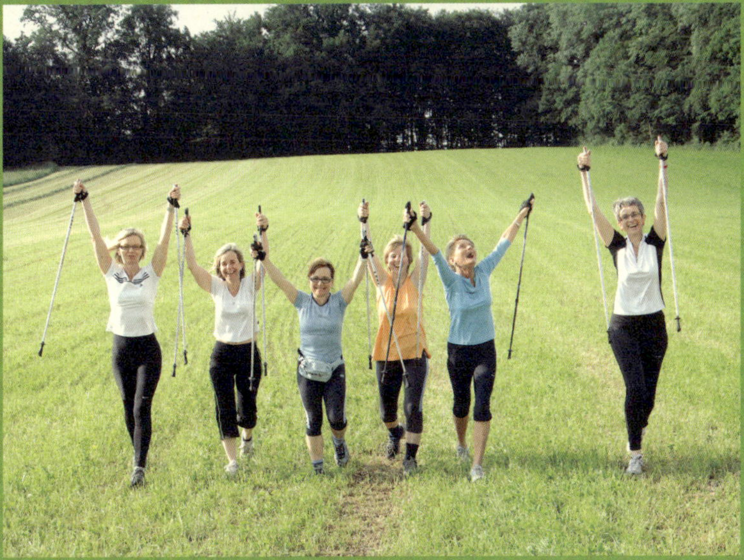

L'ENDURANCE, POUR VIVRE PLUS LONGTEMPS

Indispensable pour le cœur

Nous l'avons vu, il est recommandé d'exercer une activité physique entraînant un léger essoufflement, trente minutes au moins chaque jour. Le faire au quotidien *(lire chapitre 2)*, c'est déjà tout bénéfice pour votre forme. Mais y ajouter encore un sport d'endurance à raison de deux à trois séances de 30 à 45-60 minutes par semaine, permet de maintenir et améliorer davantage encore votre santé physique et mentale.

Selon une étude récente de chercheurs de l'Université de Toronto (Canada), la pratique régulière d'un sport permettrait même de freiner l'horloge biologique et de retarder le processus de vieillissement jusqu'à douze ans *(lire chapitre 1)*.

En tous cas, on sait avec certitude que des activités telles la course, la natation ou encore le vélo, contribuent largement à la bonne santé du cœur, et du système cardiovasculaire notamment.

Rappelons-le: c'est le manque d'exercice, d'où une trop faible dépense énergétique, ainsi qu'une alimentation trop riche *(lire encadré ci-dessous)* qui sont des facteurs importants de risque de maladies cardiovasculaires (cause de 37% des décès en Suisse en 2004).

LES TROUBLES CARDIOVASCULAIRES

Le cœur est l'élément central du système circulatoire ou cardiovasculaire (= cœur et vaisseaux). C'est cette pompe – d'où son surnom populaire – qui assure la circulation du sang. Elle l'envoie dans les grandes artères, qui se subdivisent en vaisseaux, pour irriguer toutes les parties du corps (cerveau, reins, foie, muscles, etc.).

Le sang apporte l'oxygène et d'autres nutriments indispensables aux organes et il les débarrasse de leurs déchets. Ensuite, il passe par les veines jusqu'aux poumons où il est rechargé en oxygène. Le cœur reçoit l'oxygène à travers les artères coronaires.

Principales affections

Les maladies cardiovasculaires touchent les artères du cœur (les coronaires), du cerveau et des membres inférieurs. Les affections les plus fréquentes sont l'infarctus, mortel dans 30 à 50% des cas dès les premiers symptômes, et l'attaque cérébrale. Ces maladies provoquent souvent des paralysies, changeant radicalement la qualité de vie du patient et de son entourage.

Facteurs de risque

Les principaux facteurs de risque (facilement détectables par un médecin généraliste) sont:

- *un taux excessif de sucre dans le sang (diabète);*
- *une tension trop élevée (hypertension);*
- *l'excès de mauvais cholestérol (qui «bouche» les artères);*
- *le tabagisme;*
- *la surcharge pondérale ou l'obésité;*
- *la sédentarité.*

Les bienfaits des sports d'endurance

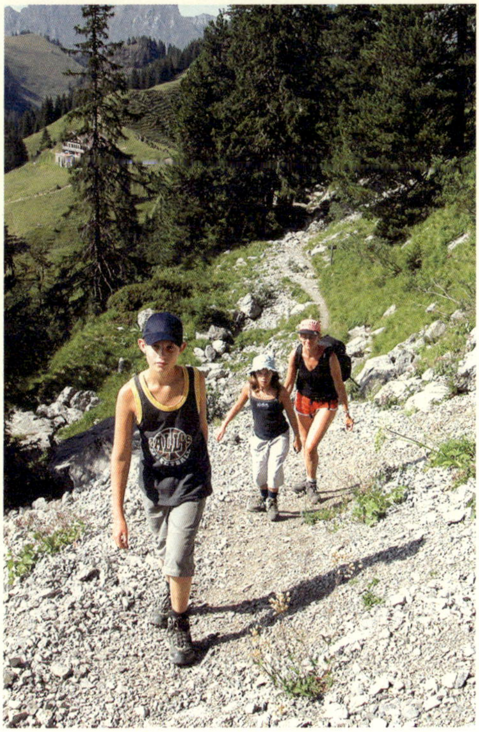

Assez parlé des conséquences décidément peu réjouissantes de l'inactivité. Rappelons plutôt les importants bénéfices des sports d'endurance pour le cœur en particulier:
> Marcher d'un pas vif, courir, nager, etc. oblige le cœur à travailler davantage pour apporter suffisamment d'oxygène aux muscles. Cet effort supplémentaire accroît la force des contractions, lui permettant de battre plus lentement que celui d'un sédentaire.
> La marche et les autres sports d'endurance augmentent le taux de «bon cholestérol», qui non seulement ne s'accumule pas sur les parois des coronaires, mais empêche également l'accumulation du «mauvais cholestérol».
> Avoir des artères moins dures et moins obstruées par les plaques de cholestérol a pour conséquence une tension artérielle plus basse au repos. A l'effort toutefois, si l'on augmente cette pression sanguine, il faut veiller à ne pas atteindre un niveau trop élevé. Les personnes hypertendues doivent donc demander conseil à leur médecin avant d'entreprendre une telle activité.
> Un cœur fort et des vaisseaux en bon état réduisent les risques d'accidents cardiaques et d'attaque cérébrale.

Autres bénéfices

Par ailleurs, les sports d'endurance:
> améliorent le bien-être physique et psychique, notamment en réduisant le stress;
> renforcent et tonifient les muscles;
> améliorent l'ensemble des performances;
> stimulent le métabolisme;
> diminuent le surpoids;
> protègent contre la fonte des muscles et des os due au vieillissement;
> etc.

Prendre le pouls de sa forme

A vélo, à pied ou dans l'eau, l'effort d'endurance ne sera véritablement efficace que s'il est mené régulièrement, au bon rythme et sur une certaine durée. Si le cœur n'est pas assez sollicité, l'entraînement est superflu. S'il est surentraîné, cela peut s'avérer dangereux. L'objectif est donc d'atteindre la fréquence cardiaque qui permet de renforcer la pompe sans la surmener: on appelle cela le pouls d'entraînement. Pour doser son effort au mieux, on peut porter un cardiofréquencemètre *(lire encadré en p. 66)*: un capteur, fixé sous la poitrine, muni d'électrodes, enregistre le signal électrique des battements du cœur et transmet la mesure à un cadran porté au poignet ou sur le guidon pour les cyclistes. L'appareil compare alors la fréquence des battements du cœur avec le pouls idéal pendant un effort tel la course à pied et indique par un signal sonore que l'on dépasse la limite.

Le pouls d'entraînement

Pour les activités d'endurance comme la course ou le vélo, cette zone de pulsation idéale, où le cœur travaille de manière optimale, peut se calculer ainsi:

- **Pour les personnes entraînées:** *170 battements par minute (BPM) moins l'âge (± 20 battements).*
- **Pour les débutants ou personnes en surpoids** *qui veulent améliorer leur endurance: 170 BPM moins la moitié de l'âge (± 10 battements).*

Toutefois, chaque organisme est différent. Pour déterminer précisément sa propre pulsation d'entraînement optimale, il est donc conseillé de passer un test d'effort chez un médecin spécialisé. De même si l'on souffre de problèmes d'hypertension artérielle, de surpoids, où qu'on est fumeur. En tel cas en effet, le pouls d'entraînement peut varier nettement.

Quand prendre le pouls

Au réveil, le pouls d'une personne non sédentaire bat quelque 70 fois par minute. Les sportifs de loisir ont un pouls à 60 et les gens bien entraînés de moins de 50 voir en deçà de 40. Un pouls au repos de plus de 80 battements par minute est signe d'une piètre forme physique.

Le pouls permet donc d'évaluer votre forme. Prenez-le pendant l'effort puis trois minutes après. Plus la différence entre les mesures est grande, meilleure est votre capacité de récupération et donc votre forme.

En mesurant régulièrement vos pulsations pendant et après l'effort, vous remarquerez qu'en quelques semaines d'entraînement déjà, elles ralentissent nettement plus vite.

A CHACUN SON CARDIOFRÉQUENCEMÈTRE

*> **Performances et prix:** les cardiofréquencemètres d'entrée de gamme se vendent dès 70 fr. (conseillé aux débutants). Ils calculent la fréquence moyenne pour la durée de l'entraînement. Les plus sophistiqués coûtent entre 350 fr. et 600 fr. environ. Mais le choix doit surtout être effectué selon le sport pratiqué:*

- ***Sportifs en salle:** on leur propose des modèles avec une alternance entre phases de musculation et relaxation. D'autres affichent également les calories dépensées. Pour prévenir les interférences avec les appareils d'autres sportifs, opter pour ceux équipés d'un émetteur codé.*
- ***Cyclistes:** les modèles avec un second capteur fixé sur la roue combinent les données physiologiques du cycliste avec sa vitesse et la distance parcourue. Le cadran peut être monté sur le guidon.*
- ***Coureurs de fond:** les modèles haut de gamme leur offrent encore un capteur pied pour mesurer la vitesse et la distance parcourue, et les plus perfectionnés indiquent même les temps intermédiaires, la distance parcourue et la longueur de foulée moyenne.*
- ***Randonneurs:** ils trouvent désormais des modèles équipés d'un GPS (dès 380 fr.), voire d'un altimètre (environ 600 fr.).*

*> **Affichage:** les écrans lumineux permettent de s'entraîner la nuit tombée également.*

*> **Piles:** le point faible de certains appareils dont on ne peut pas changer la pile du capteur. Dès lors, il faut changer toute la ceinture (après trois ans environ).*

*> **Cadran:** pour remplacer un cadran abîmé, selon la marque, il faut rapporter l'appareil au magasin qui le renverra en usine.*

Prendre son pouls soi-même

Au lieu de vous servir d'un appareil, vous pouvez également prendre votre pouls vous-même:

- **Au poignet:** posez la pointe de l'index et du majeur de la main droite sur l'intérieur du poignet gauche (l'inverse pour les gauchers), sous le pouce. Comptez les pulsations en regardant une montre munie des aiguilles des secondes pendant quinze secondes, puis multipliez le nombre par 4 pour arriver au BPM (battement par minute).
- **Sur la carotide:** si vous ne sentez pas votre pouls au poignet, appuyez doucement le majeur et l'index de votre main droite (l'inverse pour les gauchers) à gauche de votre cou et palpez jusqu'à sentir les pulsations.

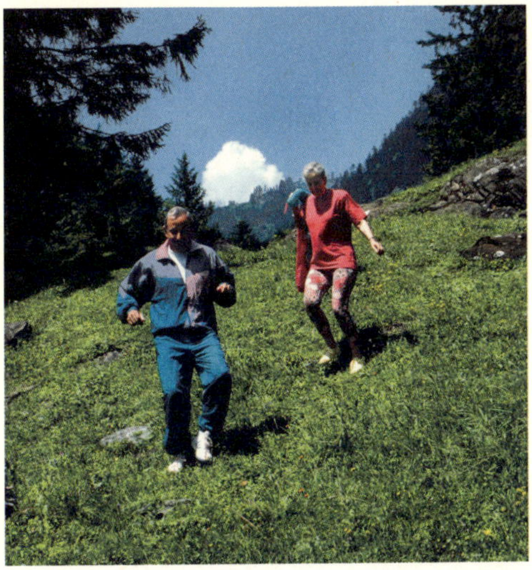

Le test de la parole

Sans appareil ni montre pour mesurer votre pouls, une règle simple prévaut: si pendant l'effort vous parvenez encore à discuter avec votre partenaire d'entraînement sans être trop essoufflé, vous vous entraînez à la bonne intensité. Si vous êtes seul, rien ne vous empêche de dire quelques phrases à voix haute pour en avoir le cœur net, ou de chanter.

PERDRE DU POIDS SANS FORCER

L'activité dite de type aérobique (= avec élévation du rythme cardiaque) peut faire perdre du poids sans diminuer notablement l'apport calorique (mais en mangeant équilibré bien sûr). A condition toutefois de la pratiquer assidûment. En effet, le sport d'endurance augmente le rythme auquel l'organisme brûle les calories, non seulement pendant l'activité elle-même, mais aussi le reste du temps (selon, encore une fois, la durée et l'intensité de l'activité).
Avant tout, c'est donc l'entraînement régulier à la bonne intensité (essoufflé légèrement) et durée qui permettra de perdre du poids en améliorant les dépenses en énergie, et donc en calories. Quelle que soit l'activité choisie, il est donc inutile de forcer, car cela ne fera pas perdre du poids plus vite.
Par ailleurs, une récente étude de l'Université de Santiago (Chili) a montré qu'en plus de brûler des calories, l'activité physique stimule la sécrétion d'une protéine qui diminue l'appétit.

Activités douces pour débutants

Ne craignez pas que votre passé de non sportif vous rende incapable de pratiquer un sport d'endurance, tout comme votre surpoids. D'ailleurs, dans ce dernier cas, ce genre d'activité est indispensable aussi pour perdre les kilos superflus (en plus d'une alimentation équilibrée, *lire chapitre 10*).
Mais les muscles, tendons, ligaments et os peu ou pas entraînés sont plus fragiles, tout comme les kilos superflus pèsent davantage sur les articulations. Raison pour laquelle il est préférable d'éviter, au début en tous cas, des activités qui les soumettent à des charges et leur font subir des coups tel un jogging trop intensif ou de l'aérobic. Ou encore des arrêts ou démarrages brusques tels ceux

propres au tennis ou au squash, par ailleurs éprouvants pour le dos.
Préférez les sports plus doux. Dans les pages suivantes, nous vous en présentons un choix avec leurs particularités pour la santé et le matériel et entraînement conseillés, de la marche en passant par le nordic walking, le vélo ou, pour l'hiver, les raquettes à neige. Il s'agit d'ailleurs des activités les plus populaires.
Une fois encore, choisissez avant tout en fonction de vos envies en favorisant le plaisir. Toutes ces activités se pratiquent en plein air, vous permettant de bien vous aérer, ce qui contribue également à l'amélioration de votre bien-être.

Avertissement: les débutants, qui n'ont pas pratiqué d'activité physique depuis plus de deux ans et les personnes souffrant d'un problème de santé doivent consulter leur médecin avant de se lancer. Cela vaut pour toutes les activités cardiovasculaires abordées dans ce chapitre.

Trois activités de marche

La marche, à tout âge et pour les aînés

C'est certainement l'activité la plus simple et la plus naturelle. En effet, l'être humain est fait pour marcher. Cela ne lui demande ni réflexion, ni technique particulière, sauf quelques points à respecter.
La marche se pratique à tout âge et sans grands risques de blessures. Si c'est une activité insuffisante pour les enfants, adolescents et jeunes adultes, elle est parfaite tant pour les adultes plus âgés que pour les seniors. Ces derniers y trouveront même un sport idéal, permettant la mobilisation douce de l'ensemble de l'organisme. La mar-

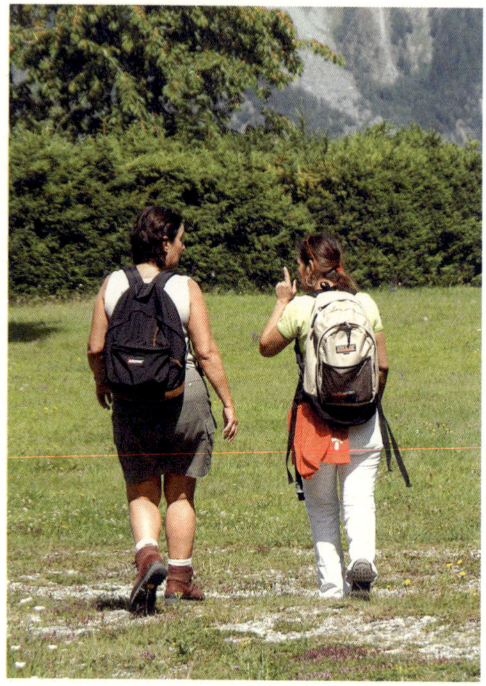

che peut ainsi suffire à maintenir la forme, à condition de la coupler à des exercices de stretching, d'équilibre et de musculation *(voir exercices chapitres 5 et 6).*

Marcher droit

Pour profiter de la tête aux pieds des bienfaits de la marche, suivez quelques recommandations:
- Echauffez-vous en marchant normale-

Pour les cardiaques aussi

Pour les personnes souffrant de problèmes cardiaques, en particulier celles atteintes d'une angine de poitrine ou ayant subi un infarctus du myocarde, la marche est en général tout sauf contre-indiquée. Au contraire: elle aura un effet excellent sur leur cœur, en renforçant et facilitant la circulation sanguine dans les artères coronaires. Demandez conseil à votre médecin.

LE BON ÉQUIPEMENT

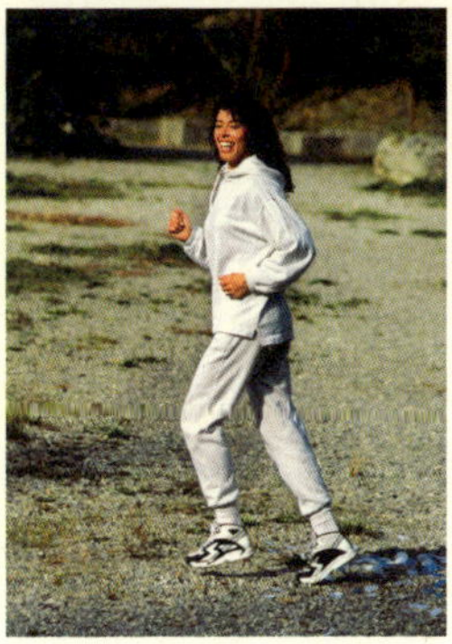

Pour les activités de marche, mais également les autres sports de plein air, choisissez des vêtements adaptés à la météo, sur le principe de la pelure d'oignon ou trois couches.
1) *Le vêtement en contact direct avec la peau doit sécher très vite. Il faut donc oublier le coton qui retient l'humidité de la peau, freinant son évacuation. Le mieux: les sous-vêtements et chaussettes spéciaux en fibres mélangées, en vente dans tous les magasins de sport.*
2) *La seconde couche doit assurer l'isolation et également l'évacuation de l'humidité. Proscrire les matières naturelles tels le coton ou la laine qui n'évacuent pas la transpiration. Préférez des matières synthétiques (polyamide, polyester ou mélange) type polaire, en adaptant l'épaisseur de ces matières selon le type de randonnée (plaine ou montagne) et la saison.*
3) *La couche extérieure doit assurer un confort optimum et une protection totale. Elle sera donc à 100% imperméable tout en étant respirante et coupe-vent. Le top: les modèles avec membrane, tel le Sympatex, label de garantie.*
L'hiver, n'oubliez pas d'emporter gants, écharpe et bonnet. Et par temps chaud, équipez-vous d'un chapeau (ou casquette, foulard, etc.), de lunettes de soleil et appliquez de la crème solaire.
Chaussez-vous confortablement. On trouve sur le marché de bonnes chaussures de marche, à bon prix. Choisissez de préférence une chaussure dont l'extrémité ne serre pas les orteils, et dont le devant de la semelle est très souple. Pour la randonnée, optez pour des modèles spécifiques, à la semelle plus dure, surtout pour les marches en montagne.

EVITER LES PICS D'OZONE

L'été, évitez certaines heures pour pratiquer un sport d'endurance. En effet, plus la chaleur est grande, plus les valeurs d'ozone dans l'atmosphère sont élevées. Ce gaz irritant peut pénétrer profondément dans les poumons. Il provoque des irritations des yeux, des brûlures et des picotements dans la gorge, des troubles respiratoires, des réactions inflammatoires au niveau des voies respiratoires, un sentiment d'oppression ou des douleurs thoraciques en cas d'inspiration profonde, une diminution de la fonction pulmonaire (jusqu'à 30% pour les personnes sensibles), ainsi que des maux de tête, une diminution des performances physiques et une amplification des réactions allergiques (aux poussières fines, acariens, pollens, etc.). Plus les valeurs d'ozone sont élevées, plus le nombre de personnes affectées augmente. Pour éviter ses effets, suivez quelques recommandations simples:

- *Préférez les parcours à l'ombre, par exemple en forêt, dans des parcs arborisés.*
- *Durant les journées de canicule, adonnez-vous plutôt à l'activité physique tôt le matin ou en début de soirée, après 18 heures. Les pics d'ozone se produisent en effet peu après midi et en fin d'après-midi.*
- *Mettez des vêtements légers.*
- *Buvez beaucoup et n'oubliez pas les protections contre le soleil (casquette, lunettes de soleil, crème solaire).*

En savoir plus: www.ozone-info.ch

ment pendant cinq minutes avant d'accélérer le pas.

- Gardez la tête et la colonne vertébrale droites. Regardez au loin, pour garder la tête droite, et occasionnellement au sol pour repérer les obstacles.
- Veillez à relâcher épaules et bras et ne pas serrer les poings. Laissez bras et mains se balancer naturellement, sans les forcer. Ne vous penchez ni en avant ni en arrière.
- Respirez régulièrement, ni trop légèrement, ni trop profondément.

Débutants, hâtez-vous lentement

Pour ceux qui font leurs premiers pas de marche sportive, voici un exemple de programme pour augmenter l'effort progressivement *(voir tableau ci-dessous)*. Car commencer tout de suite sur les chapeaux de semelles, en terminant essoufflé et transpirant est le meilleur moyen de décourager d'emblée celles et ceux qui n'ont pas fait de sport depuis un certain temps.

Programme pour débutants

Semaine	Durée	Vitesse
1re semaine	10 min	Vitesse normale
2e semaine	12 min	5 min lentement, 5 min plus vite, 2 min lentement
3e semaine	15 min	5 min lentement, 8 min plus vite, 2 min lentement
4e semaine	18 min	5 min lentement, 8 min plus vite, 5 min lentement
4e semaine	20 min	5 min lentement, 10 min plus vite, 5 min lentement
6e semaine	25 min	5 min lentement, 15 min plus vite, 5 min lentement
7e semaine	30 min	5 min lentement, 20 min plus vite, 5 min lentement
8e semaine, et toutes les suivantes	40 min	5 min lentement, 30 min plus vite, 5 min lentement

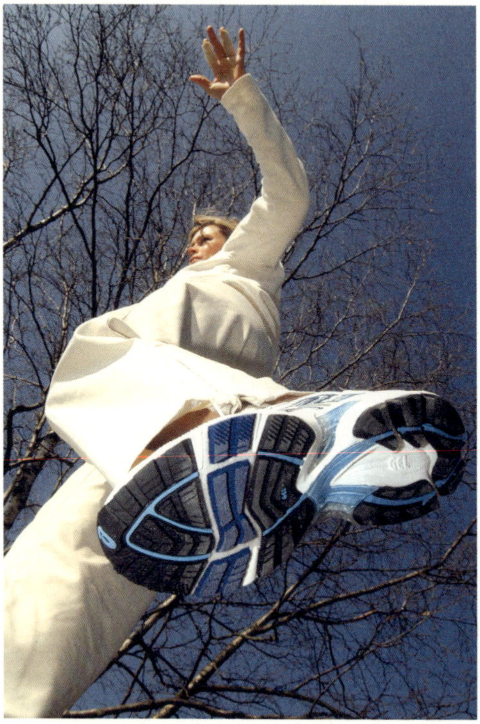

Le walking, idéal pour les novices

Le walking, tout comme le nordic walking *(lire plus loin)*, sont les disciplines idéales pour se remettre dans le circuit de l'activité physique. Comme la marche, on peut les pratiquer à tout âge, sans grand frais et n'importe où, à n'importe quel moment de la journée et de l'année (sauf par froids extrêmes ou lorsque les chemins sont trop enneigés). Bien plus douces que le jogging, et demandant moins d'entraînement, ces deux activités sont aussi plus intensives que la simple marche normale. Toutes les deux se pratiquent seul ou en groupe, un avantage pour qui n'arrive pas à se motiver seul.

Facile à apprendre

Pour s'adonner au walking, il suffit de se vêtir de façon confortable *(lire encadré)* et adaptée à la météo. La marche se fait le torse redressé, tête droite, regard dirigé 3 à 4 m en avant et fesses rentrées. On avance d'un pas rapide en balançant les bras, presque à angle droit et de manière rythmée, de manière fluide et souple près du corps.

A chaque pas, sans jamais complètement tendre le genou (votre dos et vos articulations vous en sauront gré), le pied se déroule par l'attaque du talon jusqu'à la pointe, puis est relevé du sol en appuyant activement avec le gros orteil vers l'arrière.

Grâce aux pas courts et rapides et au travail de la voûte plantaire, vous entraînez ainsi toute la jambe et le fessier.

Quant au travail de vos bras, il active le torse, la musculature dorsale et des épaules et, bien sûr, des bras. Enfin, cette marche rapide active votre cœur.

Si vous ne vous sentez pas sûr de votre technique de marche, vous pouvez suivre un cours d'initiation. Par exemple dans le cadre de la campagne nationale de promotion de l'activité physique «Allez Hop»* qui propose notamment des cours de walking, de nordic et de gymnastique aquatique dans toute la Suisse.

LES INDICATIONS DU WALKING

Le terme walking vient de l'américain et signifie marcher. Cette marche rapide et sportive n'est pas à confondre avec la marche athlétique, où l'on se déhanche.

Le walking est particulièrement indiqué pour:

- *les débutants et ceux qui veulent reprendre une activité saine et régulière;*
- *les sportifs qui se sont blessés et veulent retrouver la forme;*
- *les convalescents;*
- *les personnes souffrant de diabète (sauf contre-indication, demandez l'avis de votre médecin);*
- *les personnes âgées qui veulent retrouver vitalité, capacités physiques et intellectuelles, ainsi qu'une plus grande mobilité et une meilleure qualité de vie;*
- *les personnes voulant maîtriser leurs poids ou perdre quelques kilos.*

Le bon terrain

Pour pratiquer le walking, le mieux est de chercher des terrains fermes, dans l'idéal des prairies, chemins battus dans la forêt ou dans un parc. Evitez les sentiers caillouteux sur lesquels vous pourriez glisser, ou ceux plein de trous et de branchages qui vous obligent à regarder le sol pour ne pas vous prendre les pieds. Et en vacances au bord de la mer, vous pouvez «walker» pieds nus, sur le sable dur pour un bon massage de la plante des pieds.

Bien respirer

En pratiquant un entraînement cardio-vasculaire, il ne faut pas oublier de bien respirer, car il faut apporter plus d'oxygène aux muscles en travail. Il faut donc respirer plus profondément et plus vite. Le mieux: inspirez par le nez, expirez par la bouche. Déterminez un rythme continu, par exemple en inspirant sur deux pas et en expirant sur les quatre suivants. Ecouter de la musique, plus ou moins rapide selon les envies et l'effort fourni, peut vous donner le tempo et de l'entrain supplémentaire.

La bonne chaussure

Pour vous chausser de manière adéquate, il faut avant tout privilégier la qualité. Sans quoi, vous risquez des problèmes aux articulations du pied et au dos. Le commerce propose désormais des chaussures spécifiques de walking, équipées de parties amortissantes au talon et à l'avant du pied. Elles permettent un contact optimal avec le sol et une bonne aération.

*www.allez-hop.ch, Allez Hop, Maison Suisse, 2532 Macolin

Pour trouver bonne chaussure à votre pied, amenez une vieillie paire usée au magasin. Si les semelles sont usées sur le bord intérieur vous marchez en pronation: le pied attaque le sol par le bord extérieur du talon et pivote ensuite vers l'intérieur. Si au contraire, c'est le bord extérieur qui est plus usé, votre pied est en supination. Si la semelle est usée de manière presque uniforme, votre pied est en position neutre.

La bonne taille

Pour chacun de ces types de pied, il existe des chaussures adaptées. Demandez conseil au vendeur. Et surtout, essayez les chaussures en marchant quelques centaines de mètres pour vérifier qu'elles ne frottent nulle part contre le pied. Il existe des modèles de largeurs différentes.
Prenez toujours une demi-pointure de plus, voire une entière, car les pieds gonflent avec l'effort. D'ailleurs, essayez plutôt vos chaussures en fin de journée (quand les pieds sont justement plus gros).

Le nordic walking, un sport très populaire

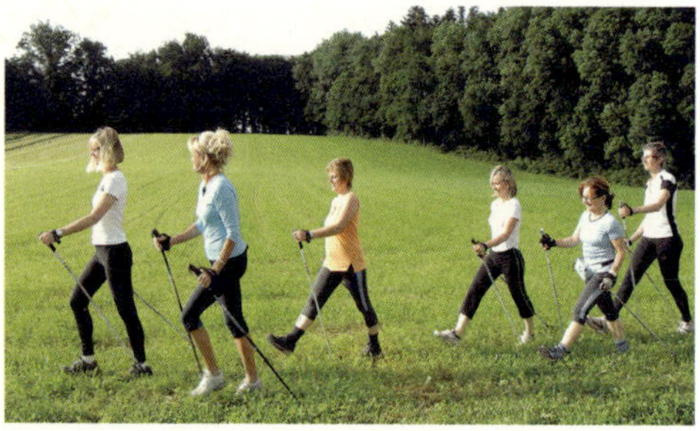

Cette discipline, venue de Finlande et dérivée du ski de fond, est plus intense que son cousin américain, le walking, car elle sollicite également le haut du corps.
Alors que certains sourient encore de voir passer ces «skieurs de fond sans skis» dans les parcs, forêts et rues, d'autres qualifient déjà le nordic walking de sport d'endurance du siècle. En tout cas, il compte de nombreux adeptes à travers le monde, en Europe, aux Etats-Unis et au Japon notamment. L'hiver, lorsque la couche neigeuse est trop fine, c'est une excellente alternative aux sorties à raquettes ou à ski de fond.
L'apprentissage n'est pas compliqué, surtout pour ceux qui se sont déjà essayés au walking. Mais seules les personnes qui ont bien compris comment pratiquer cette marche nordique profiteront réellement de la totalité de ses vertus: elle sollicite en effet 600 muscles, soit 90% de toute notre musculature.
Il est donc vivement conseillé de se faire expliquer les mouvements, si possible par un professionnel. Cela évite de se faire du mal par des faux mouvements. D'ailleurs, certaines caisses maladie remboursent les cours.

Bien planter le bâton

Le nordic walking s'apparente au ski de fond, et se pratique ainsi avec des mouvements diagonaux des jambes et des bras. L'amplitude des foulées se module selon le type d'efforts recherché. Au moment d'avancer, il faut planter le bâton (sauf sur l'asphalte!) et pousser dessus jusqu'au bout du mouvement. Donc, lorsque le corps dépasse le bâton, il n'y a pas besoin de le déplanter. Il s'agit tout simplement de le lâcher en ouvrant la main.
Lorsque le bras repart en avant, le bâton est déplanté et revient dans la main grâce à la conception spéciale des poignées. C'est pourquoi il faut s'équiper de bâtons spéciaux *(lire encadré ci-contre)*, et pas simplement de vieux bâtons de ski ou de randonnée, sous peine de se tordre les poignets.

Les bienfaits du nordic walking

Le cousin nordique du walking s'adresse au même public et apporte les mêmes bénéfices et d'autres encore, grâce à l'usage des bâtons, qui en fait une discipline plus complète qui:
- soutient activement le maintien de la colonne vertébrale, qui reste droite grâce à

la poussée sur le bâton, facilitant ainsi notamment la respiration pendant l'entraînement;
- diminue la pression directe due aux chocs sur les articulations (des chevilles, genoux et hanches) pendant l'effort;
- est plus efficace que le walking, et requiert une consommation d'énergie de 30 à 40% environ plus grande;
- libère des tensions des muscles de la nuque et des épaules – bon pour ceux qui travaillent beaucoup sur ordinateur, par exemple;
- assure une plus grande sécurité grâce aux bâtons spéciaux, et convient donc particulièrement aux personnes âgées craignant les chutes.

Et pas besoin de chaussures autres que celles conçues pour des activités physiques à l'extérieur (style jogging ou walking). Eviter toutefois les semelles rigides: donc pas de chaussures de randonnée!

LE CHOIX CRUCIAL DES BÂTONS

> ***Matériaux et conception:*** *les modèles les plus récents sont en fibres de verre, flexible et très solide. Evitez l'aluminium, certes léger, mais qui absorbe mal les vibrations dans les bras. Les bâtons télescopiques, eux, risquent de se replier lors d'une poussée et de provoquer une chute.*

> ***Les poignées:*** *c'est l'élément crucial d'un bâton, car la marche nordique demande sans cesse de lâcher et de rattraper le bâton. La main transpire donc. D'où la nécessité d'opter pour une poignée agréable au toucher, absorbant la transpiration. Préférez celles en liège à celles en plastique.*

> ***Les lanières:*** *elles permettent que le bâton revienne automatiquement se replacer au creux de la main une fois lâché.*

- ***Le mieux:*** *le modèle ergonomique trapézoïdal, d'ailleurs le plus répandu, avec un bâton pour la main droite et un pour la gauche, permettant une bonne saisie du bâton. Les lanières sont ajustables lorsqu'on porte des gants.*
- ***Moins recommandé:*** *les modèles avec passage du pouce se trouvent généralement sur les poignées en plastique (un morceau d'étoffe entre le pouce et l'index permet d'absorber la transpiration). Mais on ne peut pas enfiler de gants avec ce système – un gros désavantage en hiver.*
- ***A éviter:*** *les modèles non ergonomiques (interchangeables droite ou gauche). La reprise en main est mauvaise, car la lanière n'est pas adaptée à la forme de la main.*

> ***La pointe:*** *cette partie, la plus sollicitée, devrait être très solide (en tungstène de préférence) et fixe (les pointes amovibles ou interchangeables sont fragiles et coûtent cher).*

> ***Les embouts:*** *appelés aussi* pads, *sont utilisés sur des sols durs où il est impossible de planter le bâton. Fixés sur la pointe, les derniers modèles sont en mélange gomme carbone offrant une meilleure accroche. Très silencieux, leur durée de vie est aussi de trois à quatre fois plus longue que celles des embouts en caoutchouc.*

> ***La taille:*** *pour évaluer la longueur du bâton, multiplier la taille du marcheur nordique par 0,66. Par exemple, pour quelqu'un mesurant 1,72 m, il faut un bâton de 113,5 cm de haut, soit: 1,72 x 0,66 = 113,5 cm.*

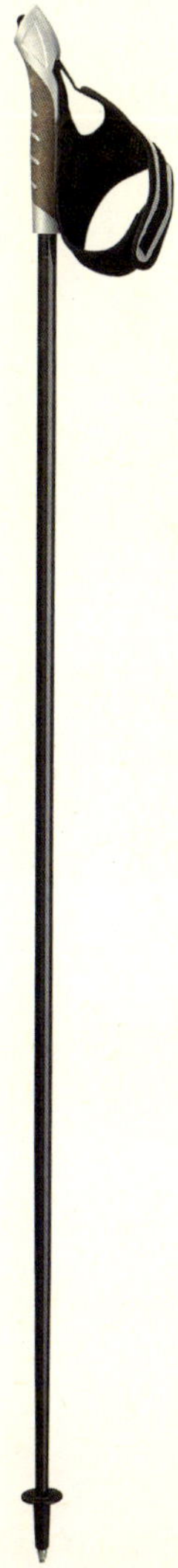

Jogging, simple course vers la forme

Courir est l'un des mouvements les plus naturels, et l'un des plus efficaces aussi. Une heure de jogging équivaut presque à deux heures de vélo à intensité égale. Et on peut courir n'importe quand et presque partout. Là aussi, ce qui compte, c'est la régularité!

Nul besoin d'un équipement sophistiqué: une bonne paire de chaussures de jogging *(lire encadré)*, des vêtements adaptés à la météo, de l'eau et éventuellement de quoi grignoter (barres de céréales, p.ex.) en cas de fringale suffisent.

Côté technique: pensez à toujours garder le dos et la tête droits. Courez de manière décontractée, en relâchant vos bras, épaules et mains – ne serrez pas les poings. Evitez aussi de croiser les bras devant la poitrine, ce qui fait tourner le tronc inutilement.

Entraînement pour débutants

Pour les joggeurs débutants, voici un programme d'entraînement. Courez régulièrement deux à trois fois par semaine durant trente à quarante minutes. Là aussi, optez pour un parcours agréable, de préférence loin du trafic. Le plaisir dans la nature doit primer sur le nombre de kilomètres parcourus.

- Commencez par marcher cinq minutes plus rapidement que d'habitude pour vous échauffer.
- Ensuite, marchez à nouveau d'un bon pas pendant une minute en accompagnant le mouvement par les bras, comme pour le walking.
- Si c'est trop facile, effectuez deux minutes de marche lente, puis courez légèrement pendant une minute. Sinon, poursuivez par du walking au lieu de courir.
- Répétez les étapes «courir – marcher – courir» cinq à sept fois en restant le plus relâché possible et en respirant régulièrement, par exemple en inspirant pendant

CHOISIR SES CHAUSSURES DE JOGGING

Qu'elle chausse le pied d'un athlète confirmé ou d'un débutant, une bonne chaussure de course à pied doit réunir quelques qualités indispensables. Voici les principaux points:

- *La chaussure doit maintenir la stabilité du pied latéralement et longitudinalement.*
- *Sa taille doit être suffisante – gardez 1 cm de marge au niveau des orteils – et mettez vos chaussettes de sport lors de l'achat.*
- *Prenez un modèle adapté à votre type de pied – en pronation, supination, etc.* (lire en p. 72).
- *L'amortissement des chocs est essentiel, car en courant, le pied supporte de trois à cinq fois le poids du corps. Les personnes plus lourdes ont donc besoin de semelles internes et externes qui amortissent davantage. Non amortis, les coups se répercutent sur les articulations (pieds, jambes, hanches) et sur le dos. Remplacez les semelles intérieures d'origine par des semelles antichoc, type Sorbotan, surtout si vous souffrez déjà de problèmes de pieds.*
- *Changez de chaussure après environ 1200 km d'utilisation, car elles auront perdu leur tenue et leur pouvoir amortissant. Grosso modo, une chaussure tient un an si vous courez deux fois par semaine durant une heure.*
- *Au moment de changer de souliers, prenez de préférence un modèle de la même marque que les anciens. Et alternez d'abord avec l'ancienne paire pour y habituer vos pieds. C'est primordial pour prévenir les tendinites, fréquentes lors de changements de chaussures de sport!*

deux pas et en expirant sur les quatre suivants. Trouvez votre propre rythme.

- A la fin, marchez d'un bon pas pendant cinq minutes pour vous refroidir puis étirez vos muscles.
- Augmentez votre entraînement en prolongeant la phase de course chaque semaine. Après cinq semaines, courez par exemple trois à quatre fois durant trois minutes avec des pauses de marche d'une ou deux minutes entre deux. Si après quelques semaines vous arrivez à courir quinze minutes, vous avez atteint un premier objectif.

Tour à vélo

Si vous prévoyez un tour à vélo en famille, n'en faites pas un défi sportif mais adaptez le parcours au physique de chacun.

> Divisez une excursion en petites étapes en prévoyant assez de pauses pour se reposer, visiter et s'alimenter.

> Utilisez le plus possible les pistes cyclables éloignées du trafic (liste sur www.veloland.ch ou cartes des pistes cyclables de l'ATE www.ate.ch).

Le cyclisme, aussi en famille

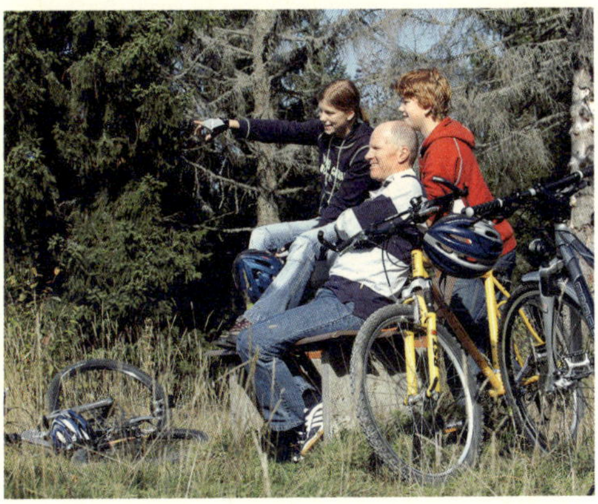

Se déplacer à vélo au lieu de la voiture le plus souvent possible, c'est déjà un premier pas vers la forme physique. Si vous en faites votre activité d'endurance préférée, là aussi, c'est la régularité qui va payer: pédaler deux à trois fois par semaine pendant une demi-heure à plat apportera des bienfaits plus grands qu'un tour énorme le week-end seulement.

Comme tout sport d'endurance, le cyclisme est bénéfique pour tout le corps et le psychisme. Vu les mouvements réguliers et sans coups sur l'appareil locomoteur, la pratique du vélo prévient également les problèmes articulaires (sauf le mountain bike ou le cross, évidemment). Et elle permet aux personnes d'un certain âge ou en surpoids d'effectuer aussi un entraînement efficace.

Autre avantage: on peut pédaler seul, à plusieurs et en famille, tout en profitant pleinement de la nature. Se donner un but d'excursion – pique-nique, baignade, tour d'un lac, etc. – permet d'allier entraînement d'endurance et loisirs. Par ailleurs, la Suisse est riche en pistes cyclables *(lire ci-dessus)*.

Conseils pour débutants et ex-sédentaires

- Si vous (re)commencez à pédaler, faites-le progressivement, à plat d'abord.
- Réglez la selle à la bonne hauteur: lorsque vous êtes assis, avec le talon sur la pédale placée tout en bas, votre genou ne devrait être que très légèrement fléchi. Si la selle est réglée trop haut, cela peut induire des problèmes de dos; si elle est trop basse, cela peut conduire à des problèmes de genou.
- Idem pour la hauteur du guidon: il devrait être à la même hauteur que la selle pour une position confortable. Pour les plus sportifs, le baisser de quelques centimètres. Changez de position sur le guidon pour prévenir des douleurs dans les mains, mais aussi dans le dos.

- Si vous ne pratiquez pas d'autre sport, veillez à renforcer également les muscles abdominaux et du dos.
- Lors de longs tours, n'oubliez pas votre carburant: bananes, barres de céréales en particulier
- N'oubliez pas de boire avant d'avoir soif.

L'équipement

- Si vous n'avez pas de vélo ou voulez en acheter un nouveau, faites-vous conseiller par un spécialiste. Faites-le contrôler annuellement, ou, si vous en avez l'habitude, faites-le vous-même.
- Choisissez des vêtements adaptés et fonctionnels: casque (indispensable!), pull et shorts cyclistes (rembourrés et en matière synthétique, évacuant la transpiration), lunettes, gants, veste de pluie coupe-vent. A la saison plus froide, optez pour des longs pantalons de cycliste.
- Vos chaussures doivent avoir une semelle dure, car lorsque vous pédalez, la pression s'exerce sur l'entier du pied. Le commerce propose des chaussures de cyclisme adaptées. Certains préfèrent les modèles à semelle spéciale, laquelle se «clippe» sur la pédale de sorte à toujours garder le contact avec le pied.

Pédaler sans (trop) se fatiguer

Pédaler c'est facile; pédaler efficacement, c'est plus difficile. Voici les principaux points à suivre pour ne pas vous fatiguer inutilement.

> **La cadence:** évitez les grands braquets. Restez plutôt sur les petites vitesses en pédalant plus vite (70 à 90 tours par minute) pour un effort plus efficace: cela permet de rouler longtemps sans se fatiguer inutilement. Une fois la cadence idéale atteinte, utilisez les changements de vitesses pour la maintenir. Changez-les aussi souvent que nécessaire, pour maintenir l'effort constant, malgré les changements du parcours (montée, descente, à plat) et du vent, etc.

> **Le mouvement:** pour garder une cadence élevée, pédalez de manière constante et en douceur. Tourner vos jambes en cercles réguliers, au lieu de tirer et pousser. Cet objectif est atteint quand vous arrivez à garder une cadence élevée (plus de 90 tours/min) sans vous balancer sur la selle. Appuyez votre poids sur la selle et non du côté de la pédale qui remonte.

> **Le rythme:** pédalez de manière régulière, au lieu d'alterner entre pédaler et rouler en roue libre, également pour une utilisation plus efficace de l'énergie. De plus, si vous roulez en groupe, vos partenaires auront plus de peine à s'adapter à votre cadence sans cesse changeante. D'ailleurs, la plupart du temps, pédaler ainsi montre que le braquet est trop élevé et que les muscles ont besoin de repos. Ou que vous ne pédalez pas en cercles réguliers et que votre corps doit se reposer du balancement.

La natation, dès l'enfance

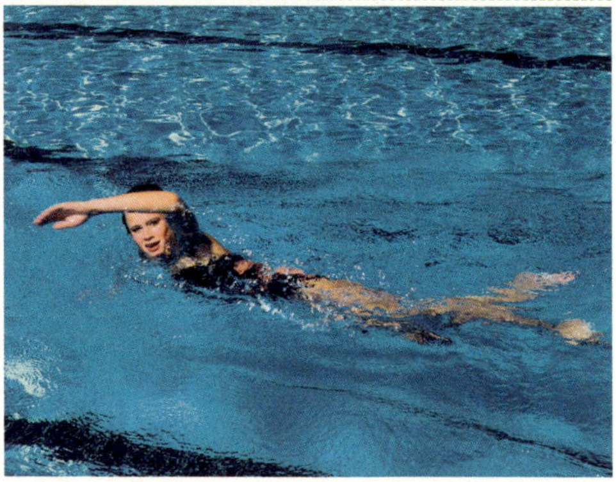

Nager constitue une activité d'endurance plutôt douce. Et même les nageurs moins aguerris y trouvent leur part de plaisir. Car l'eau permet de bouger presque comme en apesanteur. Ainsi, ce sport sollicite moins les articulations, les ligaments et les muscles. Il peut donc être pratiqué dès l'enfance et par un très grand nombre de gens – personnes souffrant du dos et des articulations, handi-

LE NAGEUR BIEN ÉQUIPÉ

Lunettes

Lorsqu'on nage en piscine, le port de lunettes de natation est fortement indiqué.
Cela pour éviter les éclaboussures, mais surtout pour protéger les yeux du chlore. Conseils d'achat et d'entretien:

- *Il existe diverses formes: les petites lunettes de natation monobloc, au confort moyen et à la vision étroite. Les modèles à pont de nez réglable (entre les deux verres), qui n'offrent également qu'un confort moyen et une vision étroite. Et enfin les masques, plus petits que les masques de plongée, plus confortables et les plus faciles à régler également, offrant de surcroît un large champ de vision. Ces derniers sont par contre moins aérodynamiques, et donc moins adaptées aux nageurs sportifs.*
- *Testez-les sans l'élastique. Réglez l'écartement du pont de nez si le modèle le permet. Appuyez-les ensuite sur les yeux pour obtenir un léger effet ventouse. Elles doivent adhérer quelques secondes.*
- *Les modèles à élastiques doubles permettent une meilleure tenue. L'élastique se positionne haut derrière la tête.*
- *Pour les piscines très lumineuses, mieux vaut opter pour des verres bleus ou fumés. A l'inverse, dans les bassins moins éclairés choisissez des verres blancs ou bleus.*
- *Choisir des modèles incassables, avec un traitement antibuée et anti-UV.*
- *L'étanchéité dépend surtout de la matière du joint (au coin de l'œil). Ceux en mousse sont à réserver à une pratique de loisirs. Ceux en PVC, plus étanches, mais aussi plus durs peuvent laisser leur empreinte sur la peau. Les joints en silicone sont à la fois étanches et confortables. Enfin, pour la compétition, certains modèles sont dépourvus de joints.*
- *Pour faire durer les lunettes, rincez-les après chaque utilisation à l'eau claire et laissez sécher à l'air. Ne frottez pas l'intérieur pour prolonger le traitement antibuée.*
- *Lorsque le traitement antibuée perd de son efficacité, utiliser des sprays antibuée. Ou une méthode toute simple, bien connue des plongeurs sous-marins: cracher un peu de salive sur les verres et essuyer avec un chiffon doux.*
- *Il existe désormais aussi des lunettes de natation de vue. Attention toutefois à ne pas rayer les verres, car ils coûtent plus cher que ceux pour lunettes de vue. Et il n'existe pas encore de modèles corrigeant l'astigmatisme, souvent associé à la myopie.*

Le maillot

Un maillot de bain confortable devrait:

- *Laisser toute liberté de mouvement. Pour les femmes, les épaules doivent notamment être suffisamment dégagées pour bouger les bras sans difficulté.*
- *Résister aux frottements et au chlore. La meilleure matière est le mélange polyamide-lycra.*

Le bonnet

- *Il protége les cheveux, contre le chlore notamment.*
- *Pour une utilisation régulière, optez plutôt pour un modèle en latex ou en silicone. A taille unique, ces bonnets sont très extensibles. Ceux en maille, en gaufre ou en maille enduit, sont destinés à une pratique de la natation de loisirs.*
- *Si vous ne supportez pas que de l'eau entre dans votre nez, vous pouvez encore utiliser un pince-nez. De même, il existe des bouchons d'oreilles en plastique, qui s'adaptent bien au pavillon.*

capés, convalescents après un accident, etc. La natation est d'ailleurs souvent utilisée pour la rééducation ou en tant qu'activité relaxante.

Quant aux personnes âgées, elles bénéficient largement du fait que la pression de l'eau induit une meilleure irrigation du cœur. Les gens asthmatiques profiteront tant de l'humidité de l'air en nageant que de la sollicitation des muscles respiratoires qui améliore leur capacité pulmonaire.

Autre avantage: il est possible de nager toute l'année. Pour se motiver, il est conseillé d'acheter un abonnement dans une piscine proche de son domicile ou son lieu de travail.

Corriger les défauts

Si tout le monde, ou presque, sait nager, peu de gens savent le faire correctement. Parmi les erreurs les plus fréquentes: les mauvaises positions de la tête et du dos, des erreurs dans le rythme de respiration et dans l'exécution des mouvements des bras et des jambes. Il vaut donc la peine de prendre une ou deux heures de cours afin de corriger vos probables défauts – à moins d'avoir fait de la compétition. Car mal exercée, à moyen terme, la natation peut aussi faire du mal.

Suggestions d'entraînement

- Comme pour toute activité d'endurance, les bienfaits de la natation seront réels lorsqu'on s'entraîne deux à trois fois par semaine durant trente minutes. Pour ceux qui pratiquent déjà un autre sport cardiovasculaire, trente minutes une fois par semaine suffisent.
- Commencez toujours l'entraînement par cinq minutes de nage tranquille en guise d'échauffement. Essayez ensuite de parcourir 300 à 500 m non-stop. Les débutants commenceront avec dix minutes. Ensuite, augmentez la longueur du parcours, pas votre rythme. Et en fin d'entraînement, n'oubliez pas de ralentir pour nager calmement pendant cinq minutes, puis de vous stretcher.

Ceux qui maîtrisent diverses techniques peuvent les alterner pendant l'entraînement. Mais le dos crawlé est particulièrement bénéfique pour la colonne vertébrale et le reste du corps. C'est tout le contraire avec la brasse traditionnelle, où le nageur est en général cambré, avec la nuque en hyperextension et effectue des mouvements de rotation avec les jambes. La brasse coulée, consistant à mettre la tête sous l'eau à l'expiration, permet de contourner ce problème. De même, nager avec une bonne technique de crawl sur le ventre est un exercice harmonieux pour le corps. A condition de respirer au bon rythme, soit sur trois temps, et non pas sur deux comme on le voit souvent, afin d'alterner le côté où l'on sort la tête de l'eau pour inspirer, pour travailler les deux côtés du corps de manière équilibrée.

Le sport idéal pour les enfants

Les enfants devraient éviter des sports d'endurance tel le jogging jusqu'à un certain âge. La natation, en revanche, est l'entraînement cardiovasculaire idéal pour eux. Car il est complet pour le physique et le mental et extrêmement important dans leur dévelop-

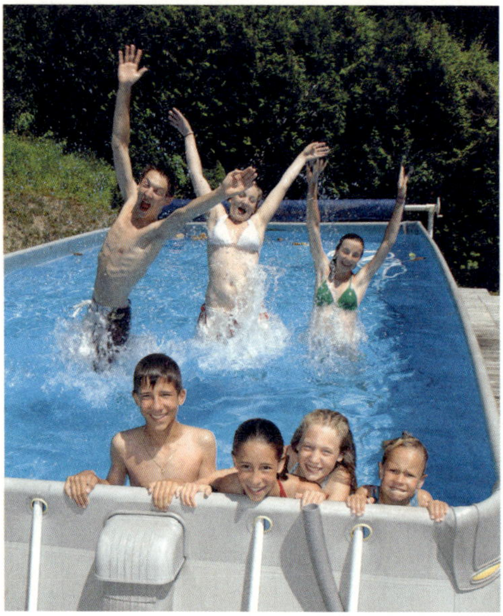

pement psychomoteur. La natation implique en effet tous les muscles du corps, de manière parallèle, stimule l'appareil respiratoire et limite les risques de scoliose.
Dès les premiers mois de vie, l'enfant peut entrer en contact avec l'eau, d'abord sous forme de bain (ou comme bébé nageur), puis en jouant. Plus grand, il apprendra à nager. Plus il entrera jeune en contact avec l'eau, plus vite il aura confiance et s'y sentira comme un poisson.

Autres bénéfices de la natation

- La natation favorise la relaxation et donc le sommeil. Bon à savoir pour les parents d'enfants très actifs, ou souffrant de troubles du sommeil ou angoissés.
- Elle augmente ses capacités d'adaptation aux éléments nouveaux.
- Elle contribue au développement précoce de certaines activités psychomotrices.
- Elle est bénéfique pour le développement de la personnalité de l'enfant.

Ne jamais les forcer

Mais attention: si au départ l'eau constitue un élément apprécié des enfants, certains en ont une peur bleue. Cela pour des raisons multiples, et souvent difficiles à découvrir. Alors, ce qui compte avant tout, c'est de rassurer l'enfant, en l'aidant à parler de sa peur, par des mots ou des images, en lui demandant quelles sont ses impressions, sensations, etc. Et il faut lui montrer qu'on reconnaît sa peur et ne jamais se moquer de lui s'il a peur de la baleine ou de tout autre animal ou monstre.
Progressivement, essayez de l'habituer à l'eau en le faisant jouer avec cet élément: remplir des petits seaux d'eau, faire des tranchées autour des châteaux de sable à la plage, le laisser mettre les mains dans une fontaine, etc., pour qu'il y prenne lentement goût. Puis, tentez l'approche, par exemple en faisant un jeu au bord de l'eau, puis les pieds dedans.
Allez à son rythme, il montrera quand il aura envie de se baigner. Surtout, ne le forcez jamais à se mettre dans l'eau entièrement, ni à mettre la tête sous l'eau. Car le contraindre risque de le bloquer une fois pour toutes, et ainsi de le priver d'un immense plaisir dans un super terrain de jeu!

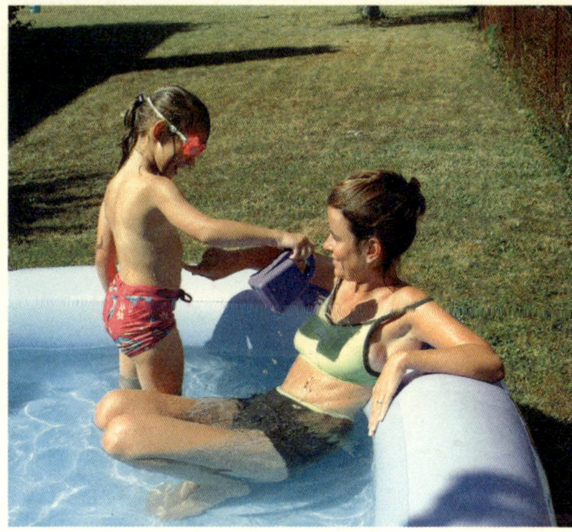

Jamais sans surveillance

Il ne faut jamais laisser un petit enfant sans surveillance dans l'eau, même lorsqu'il sait nager ou s'il a son fond. Ou encore s'il porte des manchons, car ils ne suffisent pas à sauver un enfant de la noyade!

Aquafit et Cie

A côté de la nage, les activités physiques en piscine sont nombreuses: aquafit (entraînement cardiovasculaire), aquagym (gymnastique dans l'eau) et aquarobic (l'aérobic en milieu aquatique) en sont quelques unes, sans parler du water-polo.

Exercices d'aquagym

Quelques exercices d'aquagym faciles à faire, en piscine, mais aussi pendant les vacances, dans la mer ou un lac, permettent de renforcer tant le système cardiovasculaire que de tonifier les muscles.

CONSIGNES

Debout dans l'eau, jusqu'à hauteur de la poitrine, effectuez deux séries de dix répétitions de chaque exercice, commencez par cinq répétitions si vous débutez.

- Marchez pendant deux minutes en levant les genoux en direction de la poitrine, le plus haut possible, tout en gardant le dos droit.
- Sautez sur place en écartant puis en serrant les jambes, en alternance.
- Sautez sur place en tendant une jambe en avant et l'autre en arrière, en alternance.
- Faites des mouvements de brasse en baissant activement les épaules (sinon vous musclez la nuque au lieu des bras), puis, une fois les bras écartés, tournez la paume des mains vers l'intérieur et ramenez les deux bras en avant, contre la résistance de l'eau.
- Tendez les bras devant vous, puis baissez et montez-les par de petits mouvements contre la résistance de l'eau.
- Effectuez des mouvements de boxe ou de karaté dans l'eau.

L'endurance en hiver

La plupart des sports présentés ci-dessus peuvent s'exercer en hiver aussi. Et il ne faut pas craindre de faire un ou deux entraînements d'endurance en plein air par semaine pendant les mois d'hiver, même à des températures de moins de 0° C. C'est vraiment revigorant, puisqu'ainsi l'organisme peut s'oxygéner et que cela stimule l'irrigation sanguine – indispensable après avoir passé trop de temps dans des intérieurs souvent surchauffés et mal aérés.

Comment s'entraîner à la saison froide

- Pour pratiquer un entraînement d'endurance – walking, jogging, etc. –, il faut adapter ses parcours (par exemple bien éclairés en fin de journée) ou ses horaires (par exemple prolonger la pause de midi au lieu de s'entraîner le soir).
- Pour votre sécurité, portez des réflecteurs ou des vêtements réfléchissants.
- Les vêtements de sport doivent protéger du froid et de l'humidité. Comme l'été, utilisez des tenues qui n'absorbent pas totalement la transpiration mais la laissent s'évaporer, et mettez plusieurs couches (principe de l'oignon). N'oubliez pas gants et bonnet ou casquette.
- Evitez de vous habiller trop chaudement pour ne pas transpirer inutilement. La température du corps augmente vite une fois qu'on bouge.
- Soignez l'échauffement, particulièrement important l'hiver. Et ne poussez pas trop: plus il fait froid, moins l'entraînement

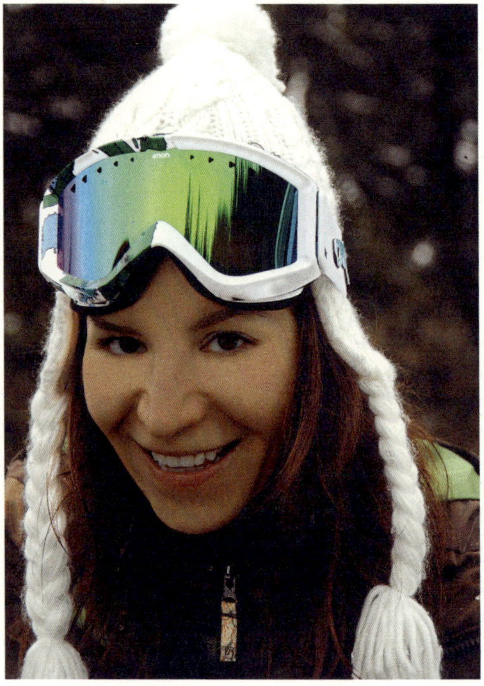

devrait être intensif, car l'organisme utilise déjà pas mal d'énergie pour lutter contre les basses températures.

- Une fois l'entraînement terminé, prenez rapidement une douche et mettez des vêtements secs. Ensuite, effectuez des étirements doux, bien à l'abri du froid.
- Avant et pendant l'activité, mangez régulièrement et en petites quantités des aliments faibles en graisses, à forte valeur nutritionnelle (barres de céréales par exemple).
- N'oubliez pas de boire suffisamment avant et après l'entraînement (eau, jus de fruits, tisanes). Le corps a un besoin accru en liquide par température basse, car la déperdition est augmentée par la respiration.
- Si vous partez en randonnée, prenez également un thermos avec une boisson chaude – tisane, thé.

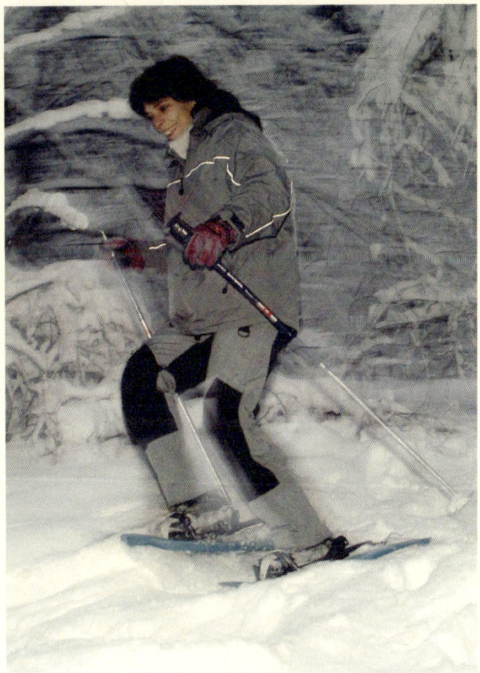

Les sports de neige

La saison froide se prête aussi à des pratiques plus spécifiques dans la neige, notamment du ski de fond, le grand frère du nordic walking, et la raquette à neige, tous deux très bénéfiques pour l'organisme entier.

La raquette à neige: partout et pour tous

La raquette à neige a fait de nombreux adeptes en quelques années seulement. Cette marche sur la neige, très facile, est en effet adaptée à toutes les envies et tous les niveaux d'entraînement et d'âge: promenade sur itinéraire balisé, balade découverte par monts et par vaux, randonnée en moyenne et haute montagne et courses de compétition.

Autres avantages

- Les adeptes du nordic walking qui n'aiment pas les sports de glisse y trouvent une bonne alternative hivernale.
- Nul besoin d'aller chercher le terrain bien loin. On peut tant marcher dans la neige des champs qu'en forêt ou à la montagne. Pour les randonnées de moyenne et haute montagne, il faut cependant déjà bien connaître cet environnement et suivre quelques règles de prudence *(lire encadré en p. 82)*. Il existe d'ailleurs une large offre de balades et randonnées accompagnées et d'initiation en Suisse. Renseignez-vous auprès des offices du tourisme (et sur www.swisstourism.ch).
- L'investissement est minime, notamment pour ceux qui possèdent déjà des bâtons et chaussures de marche.
- Une couche neigeuse de 15 cm suffit.

Un sport très complet

Exercé régulièrement, la raquette à neige est une activité plus profitable pour la forme que le skating et le ski de piste, le snowboard ou le patin à glace. En effet, c'est un sport d'endurance complet.

- Grâce à l'utilisation des bâtons, il sollicite tous les muscles du corps.

- Il permet une bonne sensation de son corps et la maîtrise de l'équilibre.
- La surface neigeuse et l'emploi des bâtons en fait un sport doux pour les articulations, tendons et ligaments.
- Partir dans des paysages enneigés offre une bonne détente et une bonne manière de s'évader du quotidien, permettant ainsi de diminuer le stress et d'augmenter le bien-être psychique.

À DÉCOUVRIR AVEC PRUDENCE!

La plupart des stations de ski proposent des itinéraires de randonnée à raquettes, en général sécurisés et bien balisés. Si ce n'est pas un sport dangereux, suivez néanmoins un minimum de règles de prudence:

- *ne partez pas par mauvais temps, de brouillard notamment;*
- *ne vous aventurez pas n'importe où (respectez la nature, ici aussi), ni trop loin;*
- *informez-vous des températures et de l'état de la neige;*
- *prévenez votre entourage de votre itinéraire;*
- *prévoyez des provisions et équipez-vous en conséquence;*
- *emportez une trousse de secours;*
- *achetez une carte au 1:25 000 de la région.*

Plus d'informations: www.sentiers-raquettes.ch

Face à la pente

Marcher à raquettes ne nécessite ni entraînement, ni connaissances particulières, sauf quelques points à suivre:

- Le pas est similaire à celui de la marche. En effet, il faut à peine écarter les jambes, mais pas au-delà de la largeur du bassin – sous peine de se fatiguer très vite.
- La bonne longueur de la foulée: le bout de la raquette de devant se pose à peu près à côté de la pointe de la raquette de derrière.
- Pour avancer sans trop d'effort, il ne faut pas complètement décoller la raquette, mais la laisser effleurer la neige en la traînant.

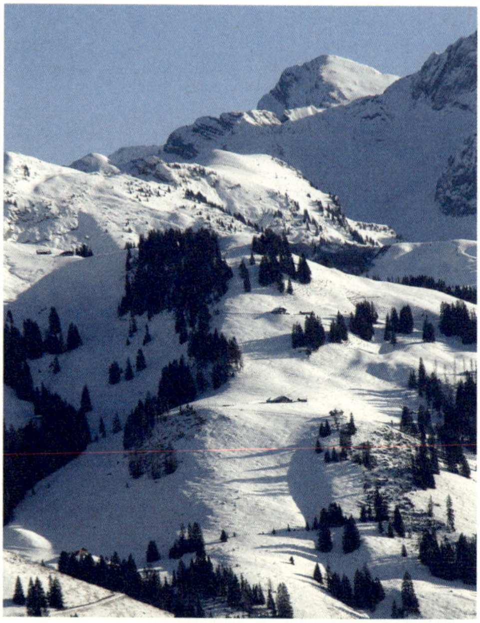

- Les débutants commenceront en plaine, ou sur terrain plat et sur des sentiers balisés.
- Quel que soit le terrain, n'oubliez pas que les raquettes sont vite enlevées pour faire un bout à pied. Notamment pour traverser des pentes peu enneigées ou des routes – l'asphalte abîme les raquettes.
- Les pentes de déclivité moyenne (jusqu'à 25° environ) se montent de face. Pour faciliter l'ascension, on peut marcher en canard, notamment dans des couches de neige profondes. Sur les surfaces plus dures, voire glacées, les couteaux, embouts dentelés en métal, permettent de planter l'avant dans la neige.
- Plus difficile et dangereux (risque de glissade): les traversées en dévers sur neige dure, voire glacée. Essayez plutôt d'aller au fond d'un vallon ou replat, puis de le remonter de face, au lieu de faire une longue montée en traversant. Les pentes moins raides se franchissent en marchant normalement, mais en enfonçant davan-

tage le bord des raquettes côté pente. Pour traverser sur des déclivités plus raides (plus de 30°) ou très enneigées, mettez plutôt un pied devant l'autre si possible, et tassez la neige pour former des marches qui supportent votre poids.

- La descente est moins rapide qu'à ski, mais aussi plus facile. Le temps de maîtriser la technique, vous apprendrez à glisser légèrement à chaque pas. Marchez face à la pente, le poids du corps légèrement en arrière, pour mieux glisser. Trop penché en avant, vous risquez de planter les pointes dans la neige, et de culbuter tête la première.
- Enfin et surtout, n'hésitez pas à faire demi-tour si vous avez un doute ou rencontrez une difficulté (intempéries, pentes dangereuses, risque d'avalanche, etc.). Mais ne tentez pas de marcher en arrière: c'est impossible puisque l'arrière de la raquette n'est pas fixé au pied.

Le matériel de base

Pour bien profiter des belles balades dans la nature enneigée, un équipement adéquat est primordial.

> **Les chaussures:** seront de préférence des chaussures de randonnée, d'alpinisme ou des bottes fourrées (bottes canadiennes), chaudes et imperméables. A proscrire, les après-ski en mousse, n'offrant qu'une mauvaise tenue du pied et une résistance au froid et à l'humidité souvent réduite.

TAILLE DE GUÊPE OU PATTE D'OURS

Lors du choix d'une paire de raquettes à neige, ne vous arrêtez surtout pas aux seuls aspects esthétiques. Avant de se lancer, il est d'ailleurs recommandé aux débutants de louer une paire (environ 20 fr./jour) dans un magasin spécialisé, pour s'assurer que ce sport d'hiver leur convient bel et bien. On vous y conseillera le modèle adéquat pour l'usage que vous comptez en faire.

Voici les principaux points à vérifier:

> ***La taille:*** *de la largeur et longueur de la raquette dépendent la surface portante (flottaison) et la facilité de la marche. C'est la surface du tamis de la raquette qui évite que vous enfonciez trop dans la neige. Les raquettes à queue, presque sans accroche sur la neige, ne s'utilisent que sur des terrains plats ou vallonnés, mais en aucun cas sur des terrains alpins.*

> ***La forme du cadre:*** *qu'elle soit en «patte d'ours» eu en «taille de guêpe», c'est une affaire de goût personnel. L'important, c'est que le cadre ait une spatule bombée pour une bonne évacuation de la neige.*

> ***La griffe frontale:*** *elle détermine l'accroche d'une raquette dans les pentes, avec des crampons disposés sur son châssis. Sa taille varie selon le fabricant. Une petite griffe avant ne sera efficace que sur des pentes légères. Une plus grande est utile dans les pentes plus raides. De plus, l'accroche dépend du dessin du châssis, qui doit disposer de barres profilées sur toute sa longueur.*

> ***Les fixations:*** *le choix du système dépend des chaussures utilisées. Pour la montagne, la fixation devra garantir une excellente tenue du pied et être simple d'emploi. Evitez les systèmes à sangles, qui ont tendance à se desserrer et sont difficiles à défaire une fois gelées. Les modèles rapides – à étrier avant ou à cliquets – maintiennent parfaitement la chaussure, un facteur de sécurité important.*

> ***Cales de montée:*** *elles sont indispensables. Lors de montées pentues, elles permettent de surélever le talon, ce qui fatigue moins. Là aussi, optez pour un modelé facile à mettre en place et à enlever, même avec les doigts gelés.*

> **Les guêtres:** en matière synthétique imperméable, protègent de la neige et évitent d'avoir les pieds et le bas des jambes trempés par la neige. Certaines salopettes de ski en sont équipées d'office.
> **Les raquettes:** *(lire encadré ci-dessous)* se choisissent en fonction du poids de l'utilisateur (ajouter une petite marge pour le poids du sac à dos) et du type de terrain, ainsi que de l'emploi qu'on veut en faire (loisirs, compétition, etc.).

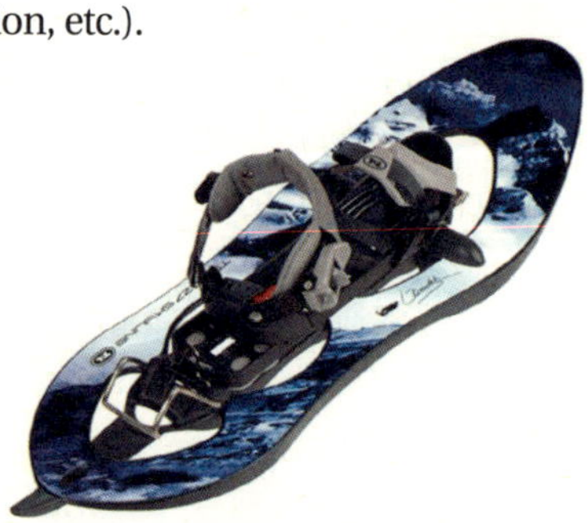

> **Les bâtons:** ceux de type ski alpin font l'affaire, mais l'idéal serait des bâtons télescopiques (de randonnée), équipés d'une rondelle spéciale pour l'hiver, assez larges pour éviter de trop les enfoncer dans la neige. Ils servent à offrir une bonne stabilité, notamment dans les montées raides et en descente. La bonne hauteur: lorsque les coudes forment un angle droit.
> **Les vêtements:** là aussi, opter pour des habits chauds et évacuant la transpiration et multicouches. N'oubliez pas les lunettes de ski (fermées sur les côtés), les gants imperméables et le bonnet, ainsi que la crème solaire.
> **Les provisions:** penser toujours à emporter également de l'eau, une boisson chaude en thermos et des aliments énergétiques (barres de céréales).

Respectez la nature

Soyez respectueux de la faune. La peur causée par la présence humaine peut faire fuir des animaux dans un terrain enneigé, et les stresse inutilement, alors qu'ils ont besoin de toute leur énergie pour survivre à la saison froide.
Evitez notamment la lisière des forêts, souvent utilisée comme abri par les animaux. Pour traverser un bois, restez sur les chemins ou traces existants.
Et pensez à l'environnement: n'oubliez pas de remporter vos déchets.

Le ski de fond à pas alternatifs

Autre activité hivernale très complète, le ski de fond, grand frère du nordic walking. Il se pratique à tout âge, et offre certains atouts non négligeables:

- Il mobilise la circulation sanguine et presque tous les muscles du corps, y compris ceux du torse, du dos, et des bras bien sûr.
- Il fait appel à l'agilité et à la souplesse.
- Le glissement des skis évite les chocs que provoque la marche ou la course sur les articulations.
- L'utilisation des bâtons muscle les épaules et les bras.

Nous parlons ici du ski nordique classique, dit du «pas alternatif», et non pas du skating, plus sportif, qui s'apparente à du patinage.

Marcher en glissant

Faire du ski de fond est relativement simple, puisque cela ressemble à une marche glissée, avec un mouvement alternatif des jambes et des bras. Les débutants peuvent commencer par s'exercer en marchant simplement avec les skis au plat.
Une fois habitué, vous pouvez essayer des mouvements plus techniques: pour glisser, le poids du ski est projeté sur le ski qui avance, tout en poussant sur le bâton opposé. Quand la jambe en avant arrive en fin de mouvement (juste avant de perdre l'équilibre), on transfère le poids du corps sur l'autre ski, opposé au bâton, en même

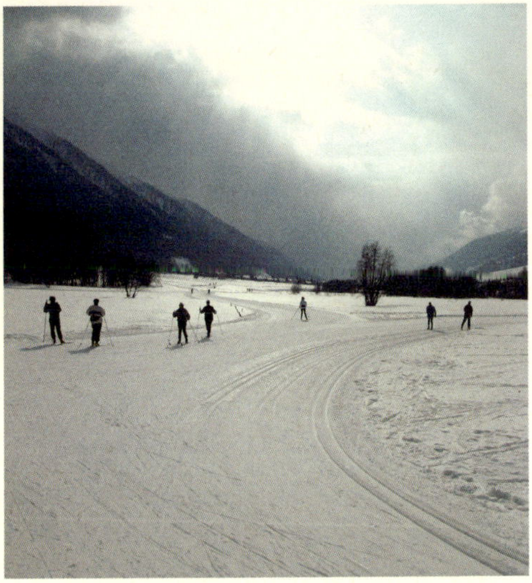

temps qu'on imprime une forte poussée à ce ski.
Sur les faux plats, la technique consiste à pousser avec les deux bras, le tronc en avant, dos droit, jambes tendues. Pour freiner en descente, laissez les deux bâtons traîner entre les jambes puis, en les appuyant contre l'entrejambe, tirez pour freiner.
Dans une montée trop pentue, il faut marcher en canard.

L'équipement

> Les skis nordiques sont étroits, souples et légers – un avantage pour les transporter sur ses épaules. Les plus résistants et les plus courants sont en fibre de verre à noyau de bois ou de mousse. Ils sont aussi plus faciles à farter.
> La dureté des skis est classée en dur, moyen et souple. Elle se choisit en fonction du poids du skieur, de sa force, de la technique et du fabricant. Demandez conseil au vendeur. Pour commencer, il est conseillé d'en louer une paire.
> Les modèles «no-wax» n'ont pas besoin de fart, mais ils glissent moins bien, excepté sur la neige toute fraiche et s'il ne fait pas trop froid (environ 0° C).
> Il existe deux types de semelles: avec écailles et lisses. Les premières sont conseillées aux débutants, les secondes aux skieurs expérimentés.
> Pour avoir la bonne longueur, la pointe des skis devrait arriver au poignet du skieur lorsqu'il tend le bras au-dessus de sa tête.
> Les bâtons doivent atteindre la hauteur de l'épaule du skieur.
> La fixation varie selon le fabricant. Les chaussures doivent donc être choisies en fonction. Attention: le skating nécessite d'autres modèles que le ski classique.
> Les vêtements sont à choisir légers et confortables, de préférence isothermiques – gardant le chaud, laissant s'évacuer la transpiration. Il existe des combinaisons spéciales pour le ski de fond. Pensez à prendre un foulard pour protéger la poitrine s'il fait plus froid.
> Les pieds sont tenus au chaud par deux paires de mi-bas, les premiers fins, les seconds plus épais, ou un collant et des mi-bas.

Carte de saison Suisse

La carte de saison Suisse (100 fr./saison, prix 2007/2008) donne accès à toutes les pistes de ski de fond de Suisse, ainsi qu'à celles des Massifs du Jura français (Ain, Jura, Doubs) et donne droit à une réduction de 50% sur les cartes journalières de Haute-Savoie, soit plus de 5600 kilomètres de pistes. La vente de la carte sert à contribuer au financement du traçage et de l'entretien des pistes. L'accès est gratuit pour les moins de 16 ans.

Informations détaillées: www.skidefond.ch, Romandie ski de fond, Secrétariat général, rte du Loclat 1, 2013 Colombier.

Pour aller plus loin:
bibliographie et sites internet utiles en annexes

{ CHAPITRE 8 }

ENFANTS EN MOUVEMENT, ENFANTS EN FORME

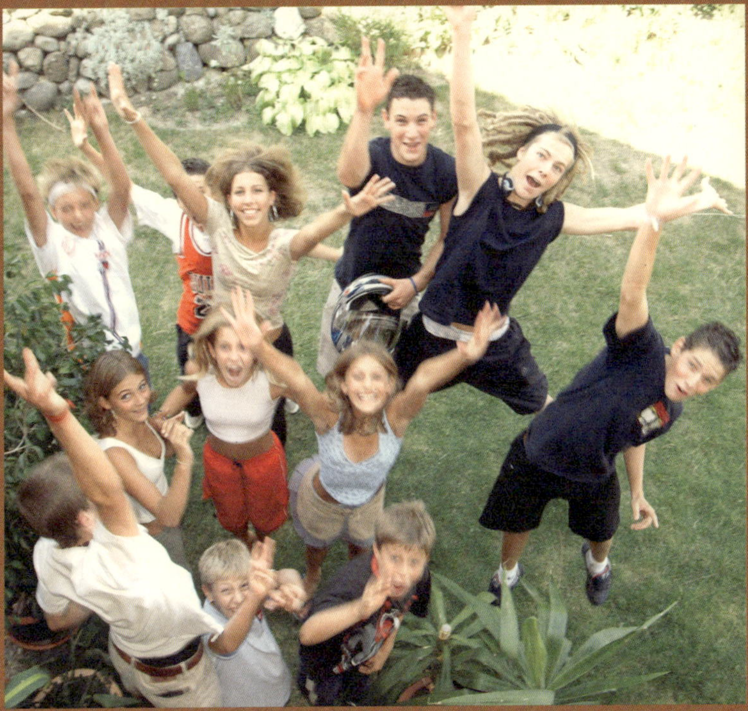

ENFANTS EN MOUVEMENT, ENFANTS EN FORME

Le développement psychomoteur des enfants

Pour son développement, l'enfant a un immense besoin d'activités physiques tout au long de sa croissance. En l'éduquant à bouger et, plus tard, à pratiquer un sport, il est cependant nécessaire de tenir compte des différentes étapes de son développement psychomoteur et psychoaffectif. En voici les principales*:

> **De 0 à 2 ans:** c'est l'époque de la gym maman-enfant. Ce dernier prend connaissance en quelques mois de l'espace proche de lui, avant d'apprendre à marcher et explorer le monde. Très vite, ses capacités de mouvements progressent et s'affinent: il s'assied, se met debout, apprend à saisir, manipuler et lâcher des objets, puis se met à ramper, à se déplacer à quatre pattes, pour finir par marcher.

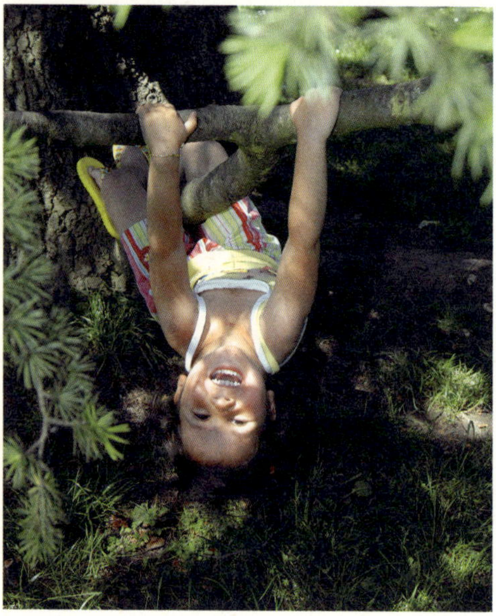

> **De 2 à 6 ans:** début de la période du «baby-sport», un accompagnement psychomoteur qui permet à l'enfant d'exprimer sa motricité de base et d'apprendre de nombreuses actions: grimper, sauter, rouler, gestuelle, expression, jeux d'imitation, etc.

- **Vers 2 à 3 ans**, il enchaîne approximativement les mouvements. L'amplitude des déplacements est petite. L'action est cantonnée au mouvement du membre (par exemple le bras jetant maladroitement un petit jouet) qui agit, sans le reste du corps.
- **Entre 4 et 6 ans**, le contrôle des mouvements s'améliore, les déplacements gagnent en amplitude, les synergies des muscles sont meilleures. Toutefois, les mouvements restent restreints et maladroits, sans fluidité dans les enchaînements.

> **De 6 à 7 ans:** les mouvements plus amples s'enchaînent, deviennent coordonnés et fluides. S'il est motivé, encouragé et encadré, l'enfant améliore rapidement ses performances. C'est le moment de commencer une activité sportive *(lire encadré ci-contre)*. A cet âge, le schéma corporel de l'enfant se met en place pendant qu'il entre à l'école et apprend à lire et à écrire. Cet apprentissage de l'éducation physique et également de l'écriture, de la lecture, etc., sera plus facile s'il a eu l'occasion, au préalable, d'acquérir une bonne image de son corps dans l'espace, en mettant en place des bases de sa condition physique (contrôle postural, coordination, équilibre, latéralité, placement, anticipation et trajectoire). C'est pourquoi il faut varier les activités physiques, afin de stimuler l'intégration d'un maximum de programmes moteurs.

> De 8 à 12 ans: c'est souvent l'âge de l'initiation sportive. L'enfant contrôle et discipline son geste en apprenant à maintenir son effort pour atteindre l'objectif qu'il s'est fixé. Il passe de l'initiation sportive au perfectionnement et à la compétition.

> De 13 à 15 ans: c'est l'âge difficile de la puberté auquel l'entraîneur demande au jeune sportif d'être toujours plus performant, avec des entraînements plus intensifs! En même temps, les poussées de croissance rendent le geste de l'adolescent moins précis et moins coordonné, voire maladroit. Alors, certains abandonnent le sport.

> De 15 à 17 ans: au cours de cette deuxième phase de la puberté, le corps acquiert des proportions harmonieuses et l'adolescent(e) trouve un équilibre psychique, reprend goût à l'entraînement et à la performance, qu'elle soit collective ou individuelle. A moins d'en avoir été définitivement dégoûté(e) auparavant. Or, rappelons-le, à tout âge, même adulte, l'activité physique devrait rimer avec plaisir.

Quand le stimuler à bouger

Lorsqu'arrive l'âge où l'enfant a envie de pratiquer un sport et en est capable (cela dépend de sa croissance, mais aussi de la discipline: renseignez-vous après des fédérations sportives et de votre pédiatre), il est primordial de l'y encourager. Le mieux: le laisser choisir lui-même, tout en le guidant et, bien sûr, selon vos possibilités – moyens de transport, horaires, finances, etc.

Mais si au contraire, arrivé à l'adolescence, votre enfant n'a aucune envie d'exercer un sport, ni même de sortir pour faire du vélo, courir, jouer, luger, etc., il est vraiment temps de l'inciter à l'activité.

Sans quoi, il risque de rapidement s'installer dans une vie de sédentaire, avec pour seules activités physiques l'enclenchement du téléviseur ou de l'ordinateur.

Protéger leur colonne vertébrale

L'activité évolue avec le dos

La colonne vertébrale du nourrisson est encore presque droite. Sa formation en S commence lorsqu'il fait ses premiers pas et se tient debout, mais ne sera terminée que vers l'âge de 5-6 ans.

Durant la croissance, la colonne vertébrale de l'enfant en bas âge, comme le reste de son squelette, est encore majoritairement constituée de cartilage. Elle ne supporte donc pas encore d'être chargée. L'enfant y veille par lui-même. Il commence par entraîner ses petits muscles de manière ludique en bougeant selon ses envies. Alors déjà, on peut faire de la gym maman-bébé (ou pourquoi pas papa-bébé) pour le stimuler en douceur *(voir exercices en p. 92)*.

Quand l'enfant commence à s'asseoir, puis à se tirer avec mains et bras pour se mettre debout, à se tenir sur ses pieds et finalement

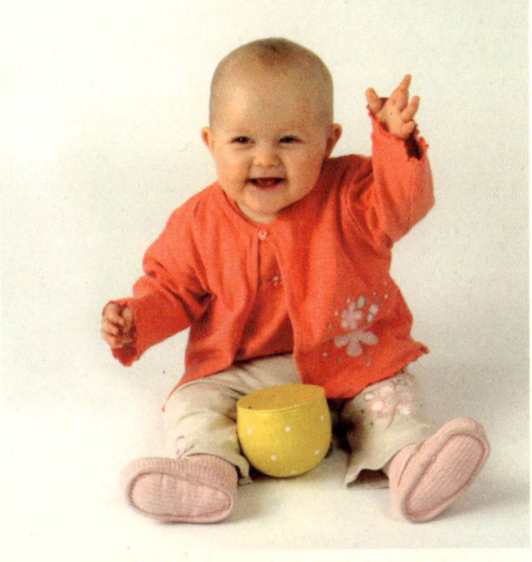

*Source: *Quel sport pour quel enfant?*, Michel Binder, Marabout, Broché, 2005, 158 pages

COURS DE GYM CÂLINE, ET AUTRES ACTIVITÉS

De nombreux centres de sage-femme, de bien-être, hôpitaux et autres fitness proposent des cours de gymnastique maman-bébé ou gym câline, adaptés à l'âge de l'enfant. Parmi eux, l'Espace Prévention de Lausanne. A côté des cours de gym maman-enfant, ses activités portent sur la promotion de la santé et la prévention des maladies. Cela en agissant contre le stress, le manque d'exercices physiques, l'excès de poids et tout autre problème lié à l'alimentation. L'Espace Prévention lausannois propose ainsi une large palette de cours – gymnastique, renforcement et école du dos, taï-chi, stretching, alimentation et nutrition, etc.*
Parallèlement, il mène des programmes en faveur de la petite enfance, des adolescents, des personnes âgées, des familles, des chômeurs, des personnes souffrant de dépendances, etc.
Enfin, l'Espace Prévention de Lausanne offre des prestations sur mesure aux entreprises, écoles, associations, clubs de sport, collectivités publiques, etc.
Toutes les régions du canton de Vaud disposent d'Espaces Prévention, chacun avec ses spécificités.

espace PRÉVENTION LAUSANNE

*Espace Prévention de Lausanne, Pré-du-Marché 23, 1004 Lausanne
Tél.: 021 644 04 24, fax 021 644 04 26, prevention.lausanne@omsv.vd.ch
www.espace-prevention.ch/lausanne

à marcher, il ne reste jamais assis ou debout, ni ne marche plus longtemps que ne le supporte sa musculature.
Il est alors indispensable de respecter son rythme. Ce n'est que si on le force trop à charger son petit dos – à s'asseoir malgré lui ou à le faire marcher trop longtemps – que sa colonne vertébrale peut être mise à mal.

Respecter leur rythme

Lorsqu'il est un peu plus grand (dès l'âge de 2 ans), il convient de l'inciter à des activités ludiques qui lui feront découvrir davantage

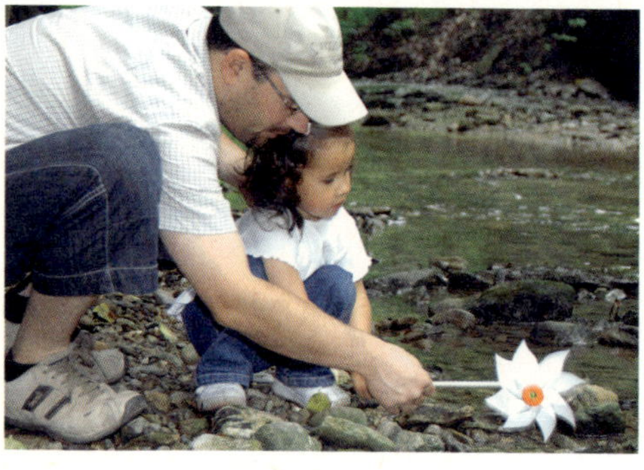

son corps et l'espace qui l'entoure. Là aussi, des cours d'activités physiques (gym parents-enfants) proposent des jeux incluant des séquences de mouvements courts ne demandant pas une habilité ni une concentration trop soutenue *(voir l'exercice du chat en p. 93)*. De nombreux livres en proposent à l'intention des parents.
Peu à peu, l'enfant apprend ainsi des gestes plus précis au lieu de mouvements désordonnés, tout en assouplissant et renforçant son petit corps. Mais toujours en allant à son rythme, car l'enfant se fatigue vite. Il s'agit d'un mécanisme de protection naturel, car les os de sa colonne ne sont pas encore totalement formés. Inutile donc de lui en demander trop. Si le bambin refuse de faire une activité, qu'il pleure, etc., c'est souvent le signe que l'heure du repos est arrivée.

Se dépenser après l'école

Au moment d'entrer à l'école, le besoin immense de mouvements de l'enfant est soudain restreint durant les cours et, en

plus, sa colonne vertébrale doit subir de longues stations assises. D'où l'importance de le laisser se dépenser un moment dès la fin des cours déjà.
Après, il sera bien plus concentré et efficace pour faire ses devoirs. De même, pour lui éviter de rester assis penché sur une table plus longtemps que nécessaire, il peut effectuer certains de ses devoirs (apprendre une poésie, faire des exercices de calcul, des coloriages, etc.) couché par terre, avec un coussin sous le ventre (pour éviter de se cambrer).
On l'aura compris: pour le dos de l'enfant, comme pour celui des adultes, rappelons-le, il est important de varier les positions et de bouger, jouer, courir, sauter, attraper, faire des exercices d'équilibriste, etc.
Plus il sera musclé, souple, conscient de son corps dans l'espace *(voir exercices d'équilibre et de posture en p. 97)*, plus il aura de confiance et d'estime de lui-même. Et moins il risquera de se faire mal en tombant, en trébuchant, etc.

L'ado ne doit pas trop porter...

Avec l'adolescence, autour des 11 ans, le corps subit une forte phase de croissance jusqu'à la puberté. La colonne est alors fragile et les adolescents ne devraient pas soulever ou porter de trop lourdes charges, ni effectuer des exercices de charge (haltères, machines de musculation, etc.) jusqu'à l'âge de 12-14 ans environ, selon leur taille.
Sans quoi, ils risquent notamment des déformations de la colonne qui doivent être traitées (par exemple les scolioses), car à l'âge adulte, elles ne peuvent plus être corrigées. Sans parler des autres usures prématurées possibles, tendons, ligaments, articulations, etc. Cependant, il est essentiel de renforcer leurs muscles avec des exercices adéquats.

...et doit bien se tenir

Tiens-toi droit! Voilà une phrase souvent entendue à l'adolescence, époque du malêtre de la puberté où un certain nombre de jeunes se tiennent plutôt mal. Inutile de leur répéter toute la journée qu'il faut rester rectiligne.
Il est en effet bien plus efficace et important de les motiver à exercer une activité physique, à faire du sport. Tant pour leur permettre de se défouler, que pour trouver confiance en eux-mêmes, de renforcer leur musculature et d'améliorer leur posture, évitant ainsi des dommages irréparables. Par ailleurs, il suffit de quelques exercices de

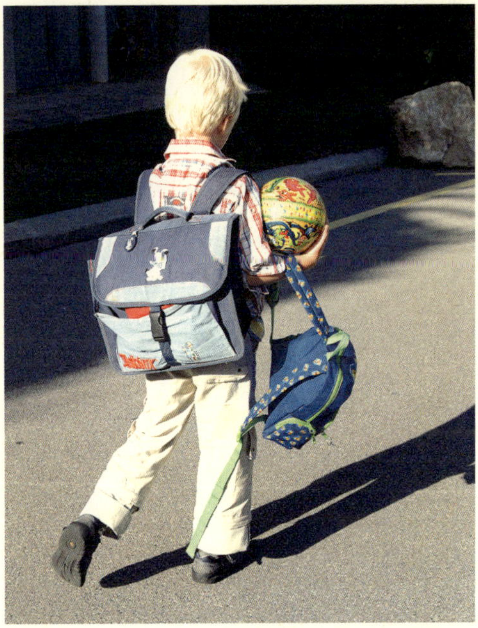

LE POIDS DU CARTABLE

Idéalement, le poids du cartable ne devrait pas dépasser de 1/5 ou 1/6 le poids de son porteur. Par exemple: un enfant de 30 kg ne doit pas porter un sac pesant plus de 5 ou 6 kg. Or, il n'est pas rare de voir des jeunes chargés de livres et cahiers pesant jusqu'à 10 kg! Veillez dès lors à lui apprendre à ne vraiment emporter que le strict nécessaire.

posture simples pour leur donner une meilleure perception de leur corps *(voir exercices p. 97).*

La force de l'âge de la colonne

Entre 16 et 18 ans environ, quand la croissance se termine, la colonne vertébrale a acquis sa forme définitive et on ne peut plus procéder qu'à de petites corrections: elle a alors atteint sa pleine force. Raison pour laquelle dès cet âge, et pour une certaine période, on souffre moins souvent du dos. Mieux vaut toutefois continuer à en prendre soin, en ne le chargeant pas de manière inadéquate ou trop, et en entretenant la musculature. Sinon, la colonne risque de prendre un coup de vieux avant l'âge *(lire chapitre 4).*

SE MUSCLER OUI, MAIS PRUDEMMENT

Les enfants peuvent pratiquer la musculation, mais avec grande prudence:

- *éviter d'utiliser des charges maximales avant l'âge de 16-17 ans;*
- *éviter les exercices avec contraintes pour la colonne vertébrale;*
- *choisir les charges en fonction de l'enfant et de son niveau d'entraînement: charges permettant de 8 à 10 répétitions;*
- *travailler avec son propre poids corporel ou avec des poids légers.*

Des exercices pour tous les âges

La gym avec bébé

Mylène Schenk et son fils Cyrian montrent ci-contre, quelques exercices simples, avec un ballon de gymnastique, à faire lorsque le bébé arrive à tenir sa tête tout seul. Optez pour un moment de la journée où vous serez au calme, sans dérangements, et, bien sûr, où votre enfant est de bonne humeur!

CONSIGNES:
Effectuer les exercices lentement, pendant quelques minutes par jour.

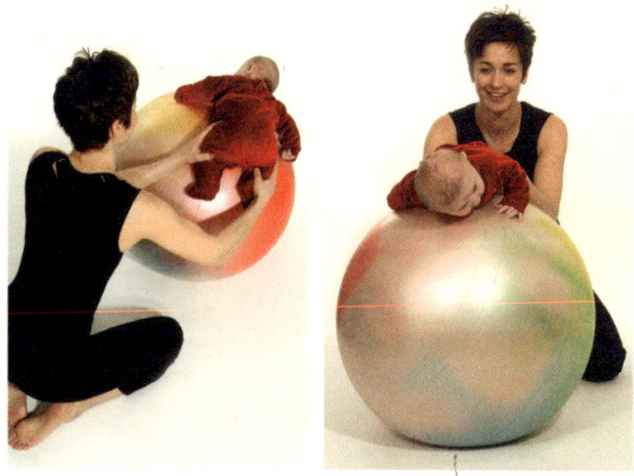

> Poser bébé à plat ventre sur le ballon en le tenant par les cuisses. Il essaiera de «s'accrocher» au ballon et de relever la tête.
But: le préparer à la position à «quatre pattes», en stimulant la chaîne des muscles antérieurs (pectoraux et abdominaux), ainsi que les extenseurs de la nuque.

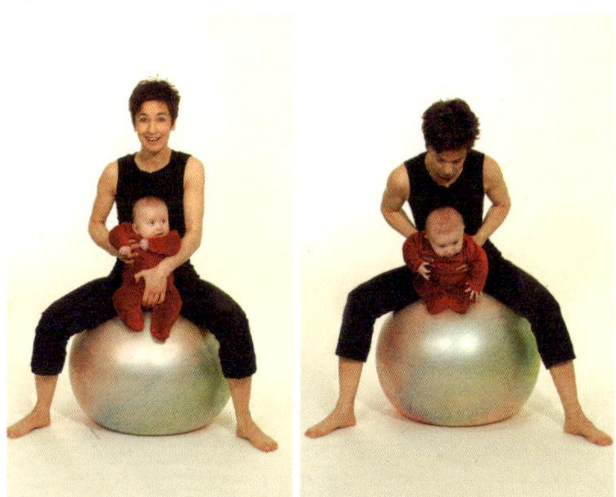

> Assise sur le ballon, bébé entre les jambes écartées, rouler le ballon en avant et en arrière.
But: développer le sens de l'équilibre en avant et en arrière.

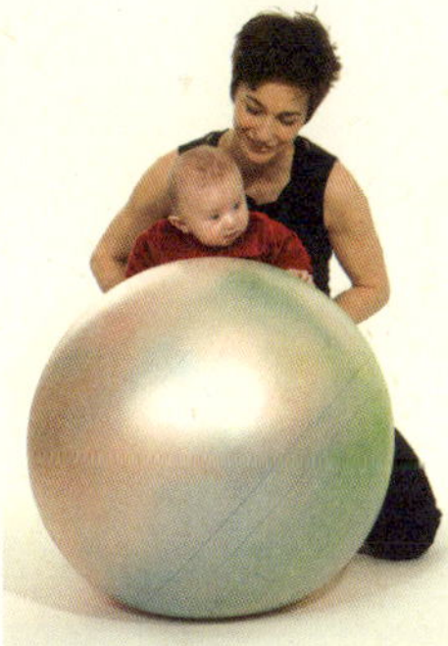 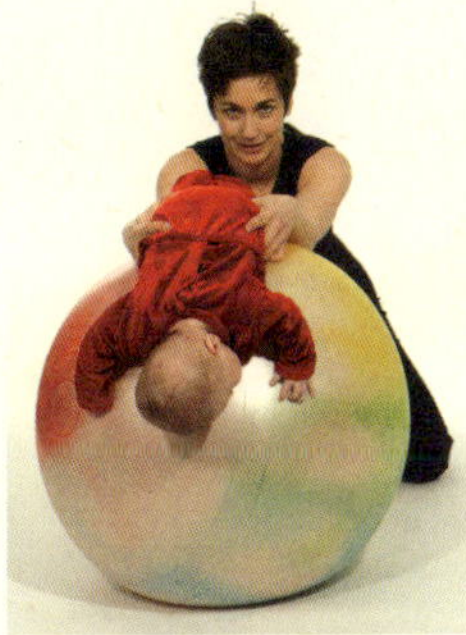

> Poser bébé à plat ventre sur le ballon, puis le rouler lentement en avant jusqu'à ce qu'il ait la tête légèrement en bas, en le tenant par les cuisses.
But: stimuler les muscles du dos et le relever de tête, développer le sens de l'équilibre en avant et en arrière.

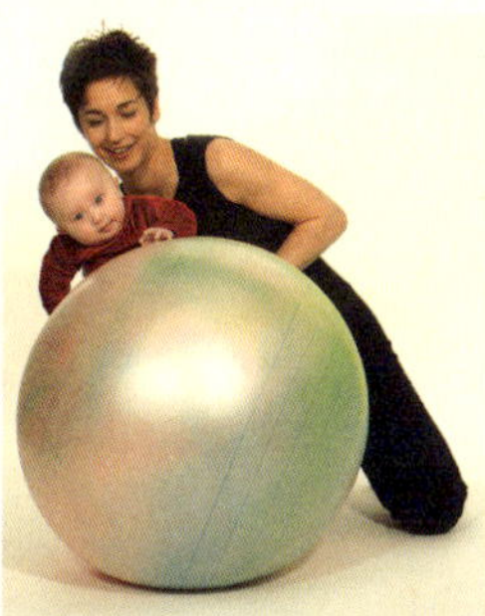 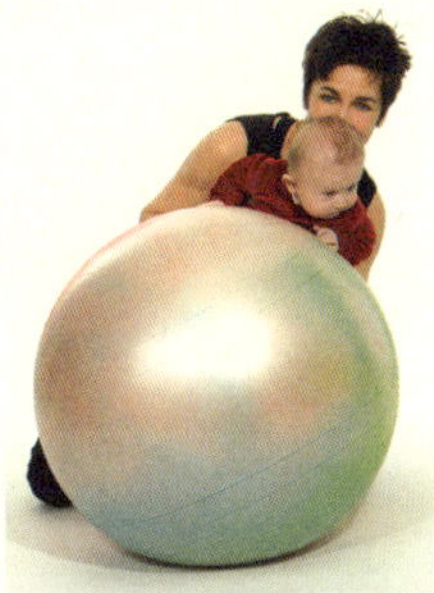

> Poser bébé à plat ventre sur le ballon, puis le faire rouler lentement à droite et à gauche.
But: développer le sens de l'équilibre dans la latéralité, de gauche à droite.

Exercices pour enfants et ados

Voici quelques mouvements simples de posture, de souplesse et de renforcement pour les jeunes enfants (dès 4 ans) et les adolescents débutants, faciles à exécuter à la maison sans avoir besoin d'espace, pendant les loisirs ou n'importe où ailleurs: à la plage, en pique-nique, etc. Les descriptions détaillées des mouvements permettront aux parents de veiller à leur bonne exécution.

De plus, les adultes peuvent sans autre s'exercer avec eux. Ils en tireront tout autant de bénéfice et cela peut davantage motiver les enfants et adolescents, qui, piqués au vif dans leur esprit de compétition si papa ou maman fait mieux, s'appliqueront encore plus.
Les démonstrations ont été effectuées (par ordre d'apparition) par Vincent, Line, Jean-Benoît, Alexa et Claudia, sous les instructions de Jacqueline Pittet, enseignante de gymnastique corrective, vertébrale et posturale.

Bouger en s'amusant

Les petits enfants aiment bouger, sauter, courir, etc. Le jeu est la meilleure manière de les motiver à faire des exercices un peu plus ciblés et à se concentrer pendant un petit moment. Par exemple en leur racontant une histoire ou en leur demandant d'imiter quelqu'un ou quelque chose: un cheval qui galope, un arbre qui bouge avec les feuilles au vent pour se balancer de gauche à droite avec les bras levés, le poireau pour se tenir droit sans bouger, etc. Ou en leur lançant de petits défis: le premier qui arrive au fond du jardin a gagné, celui qui tient le plus longtemps sur une jambe l'emporte, etc.
Mais quel que soit l'âge de l'enfant, n'oubliez pas de faire plusieurs minutes d'échauffement, par exemple en le faisant pédaler en l'air, couché sur le dos *(lire plus loin)*. Sans oublier, bien sûr, de toujours les féliciter.

L'histoire du petit chat

Un exemple d'exercice ludique avec l'histoire du petit chat, destiné à travailler la souplesse et étirer et détendre la colonne dès l'âge de 4 ans (et jusqu'à plus de 77 ans!). Pour rendre le tout plus attrayant encore pour l'enfant, vous pouvez le déguiser avec un masque bricolé ensemble ou maquillez-le* en chat. Puis racontez-lui l'histoire suivante en mimant la scène avec lui: «Curieux, le petit chat se glisse sous la barrière du jardin. Mais à peine passé, il aperçoit un autre

*Idées de bricolage et maquillage par exemple sur *www.jedessine.com* ou *www.tibooparc.com*

chat, celui du voisin, très, très grand! Surpris, il lui fait le gros dos et, ayant tout de même un peu peur, il repart en arrière.»
Autre variante, pour faire l'exercice à deux, voire plusieurs: les chats se retrouvent face à face et se font le gros dos, puis se retirent!
> Positions et mouvements: l'enfant est assis sur les talons, les bras tendus en avant. Puis il se lève lentement, en creusant le dos, pour passer sous la barrière imaginaire. En arrivant avec les hanches à la hauteur des épaules, il plie les coudes vers l'extérieur pour relever la tête. Ensuite, (apercevant l'autre chat) il revient lentement en arrière en gardant le gros dos le plus longtemps possible, puis il s'assied à nouveau sur les talons, bras tendus. A répéter cinq fois, selon le bien-être ressenti. A faire n'importe quand dans la journée, tous les jours.

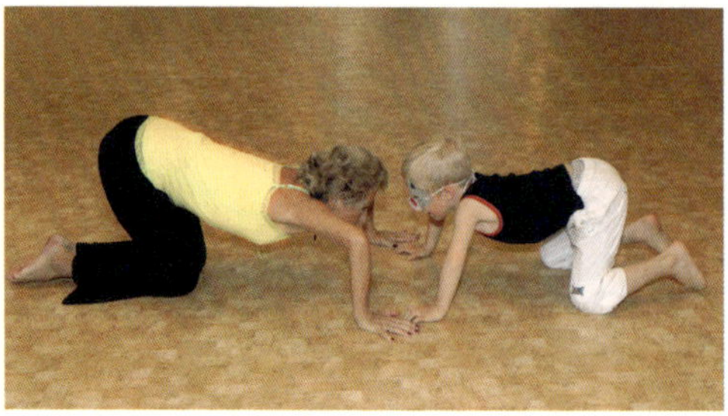

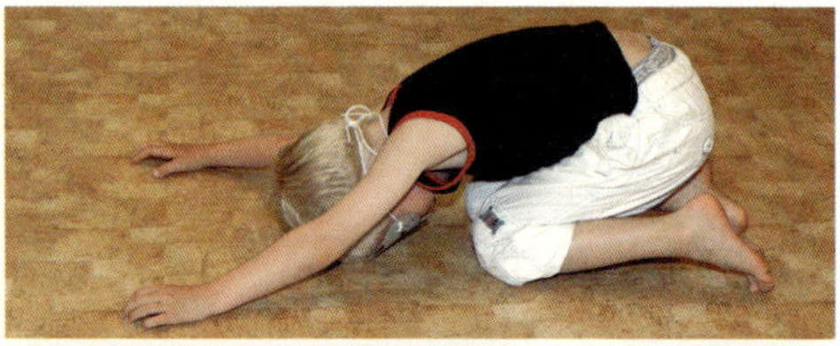

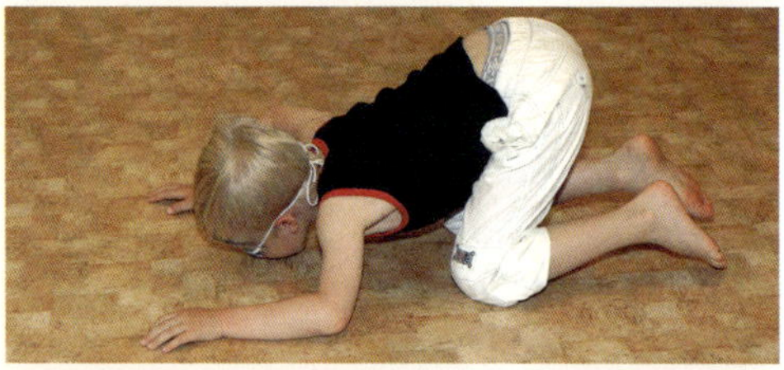

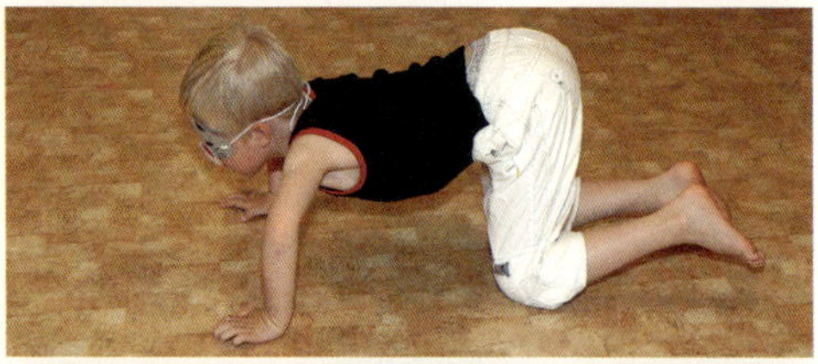

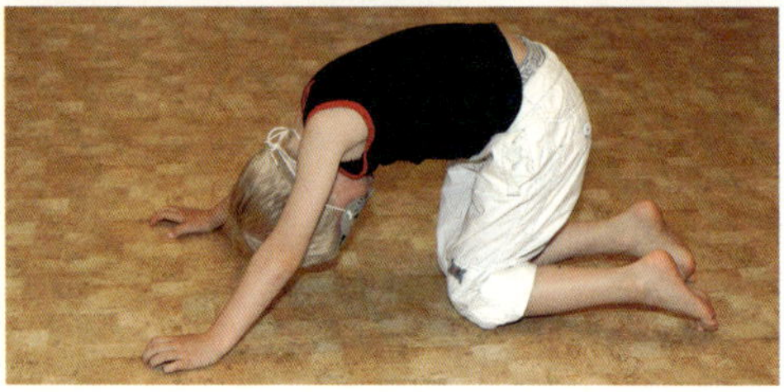

JACQUES A DIT: BOUGE!

Un jeu qui mobilise à la fois l'attention et les réflexes dès 4-5 ans tout en les faisant bouger à plusieurs: Jacques a dit. *Pour ceux parmi les parents qui ne se le rappelleraient pas (ou qui pensent qu'il s'agit de la chanson de Christophe Willem…), voici les règles de ce jeu à jouer chez soi, pour un anniversaire, dans le parc, en pique-nique, etc.*
Un enfant (ou un adulte – il n'est pas interdit de participer!) est désigné ou tiré au sort comme étant Jacques. Les autres forment un cercle autour de lui.
Jacques donne des consignes à ses camarades de jeu. S'il commence la phrase avec les mots magiques: «Jacques a dit», les enfants doivent exécuter l'ordre donné. Par exemple: s'il dit «Jacques a dit levez une jambe», tous doivent s'exécuter. S'il ne commence pas par «Jacques a dit» mais se contente de dire «Levez une jambe», les autres enfants ne doivent pas bouger. Celui qui bouge quand même est éliminé.
Le dernier qui reste prend la place de Jacques, et on recommence. Les mouvements sont bien sûr innombrables: se tirer les oreilles, s'asseoir, sauter sur une jambe, tendre les bras, se mettre à genoux, se gratter le nez, taper des mains, marcher à quatre pattes, etc.
Variante musicale: puisque le jeu est revenu à la mode grâce à la chanson de Willem, pourquoi ne pas chanter les instructions selon la mélodie, bien connue même des plus jeunes?

Avant tout, l'échauffement

Le maître mot avant tout exercice, c'est l'échauffement, tant pour les enfants que pour les adultes. Quelques mouvements, à exécuter pendant cinq à dix minutes, permettent déjà de chauffer la musculature et de la préparer ainsi à l'effort.

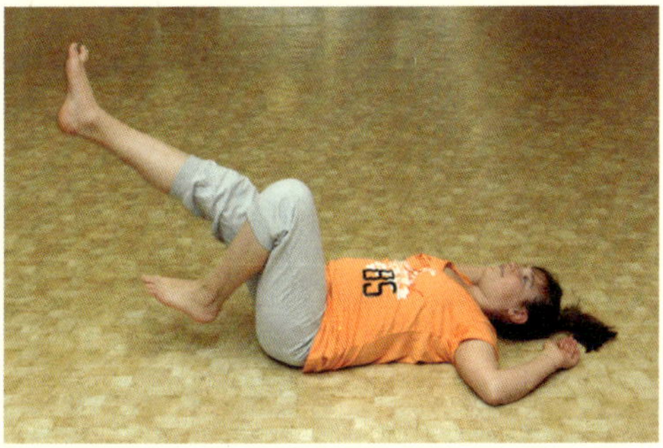

> Couché, le dos bien à plat et droit, bras au-dessus de la tête, coudes au niveau des épaules, pédaler doucement avec les jambes en l'air. Effectuer dix répétitions en avant et dix en arrière. Faire deux à trois séries.
But: s'échauffer de façon simple et efficace pour préparer le corps à différents exercices d'étirement et de renforcement. Les adultes peuvent bien sûr également s'échauffer ainsi.

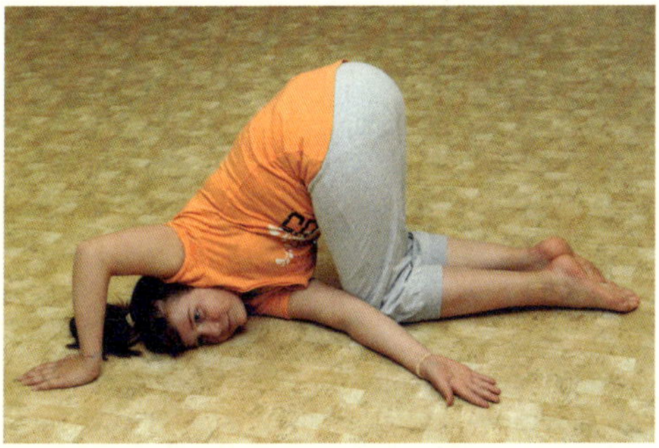

> A quatre pattes, bras pliés, genoux serrés, coude gauche ouvert, faire glisser le bras droit tendu sous le thorax, en direction du genou gauche. Tenir trois temps (compter lentement jusqu'à trois). Changer de côté et effectuer cinq répétitions par côté.
But: étirer et mobiliser les lombaires.

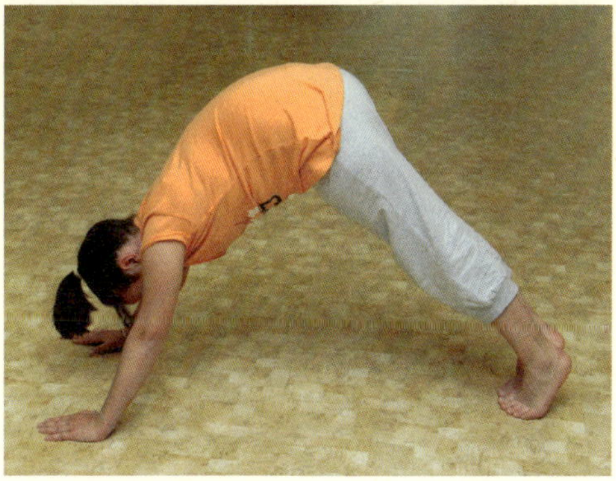

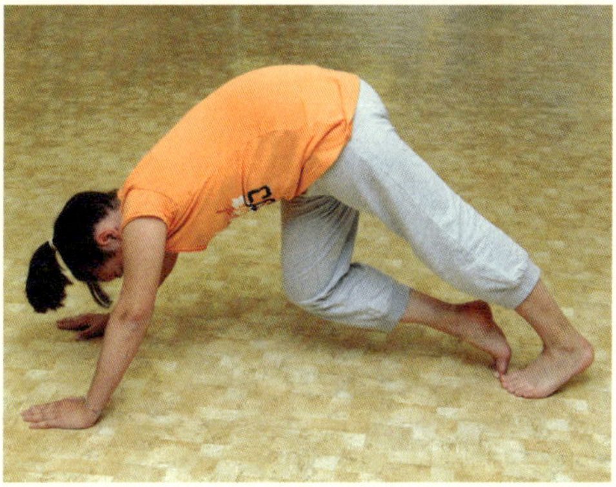

> Mains à plat sur le sol, pieds serrés au sol et jambes tendues (le corps en forme d'arc), en gardant le dos le plus droit possible, monter dix fois sur la pointe des deux pieds simultanément (le plus haut possible), puis dix fois alternativement sur la pointe de l'un puis de l'autre pied. Effectuer au moins dix répétitions.
But: assouplir les jambes et les chevilles.

Trouver l'équilibre

Les trois exercices suivants servent à développer le sens de l'équilibre. Effectuer chacun d'eux selon le rythme d'exécution de cinq secondes (le temps de compter lentement jusqu'à cinq) par côté pour les débutants, puis, avec l'entraînement, prolonger jusqu'à dix secondes. Effectuer trois à cinq répétitions, trois fois par semaine ou plus selon l'envie.

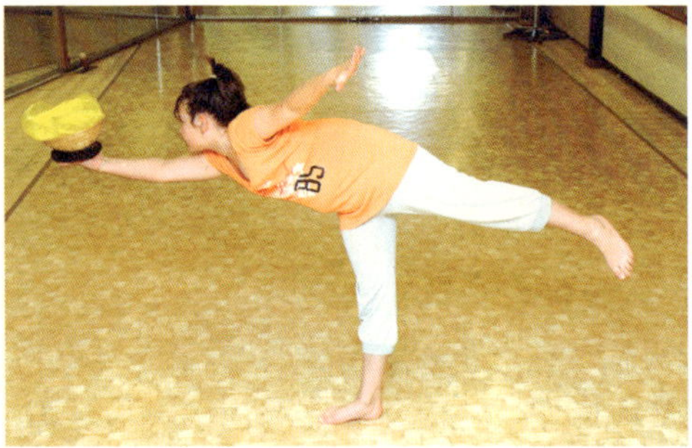

> Tendre le bras droit devant soi à hauteur des yeux, avec un panier (ou un livre ou un autre objet) posé sur la main à plat. Lever et tendre la jambe gauche en arrière, à la même hauteur que le bras, en tendant le bras gauche de côté (pour faire l'équilibre). Changer de côté. Pour les plus entraînés: coller le bras gauche contre le corps.

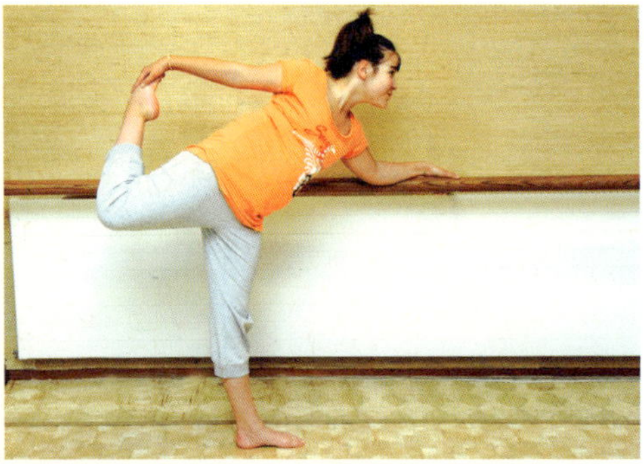

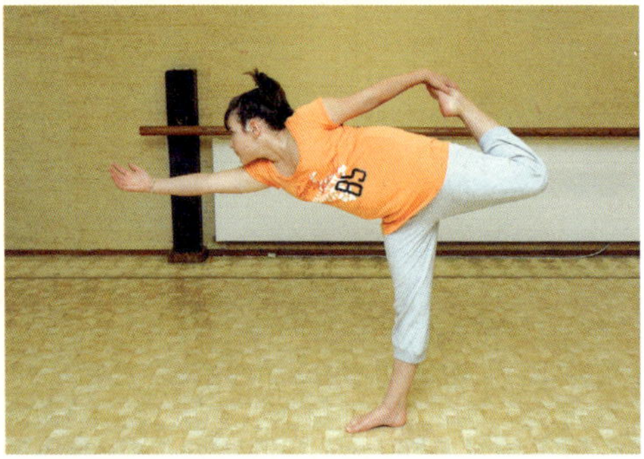

> **Pour les moins entraînés:** se tenir à une barre (un dossier de chaise, etc.) de la main gauche, tendre le bras droit devant soi à hauteur des yeux. Lever et tendre la jambe gauche en arrière, en la pliant et tenir le pied de la main. Changer de côté.

> **Pour les plus entraînés:** même position et même déroulement que l'exercice précédent, mais sans se tenir.

Marcher, ça s'apprend

Nombreux sont les adolescents (et les adultes…) qui ne savent pas marcher, tout comme beaucoup d'entre eux ne savent pas se tenir debout ou s'asseoir de façon adéquate, pour le dos notamment, mais également pour le reste du corps *(voir chapitre 4)*. Line montre comment apprendre à marcher correctement, à savoir:

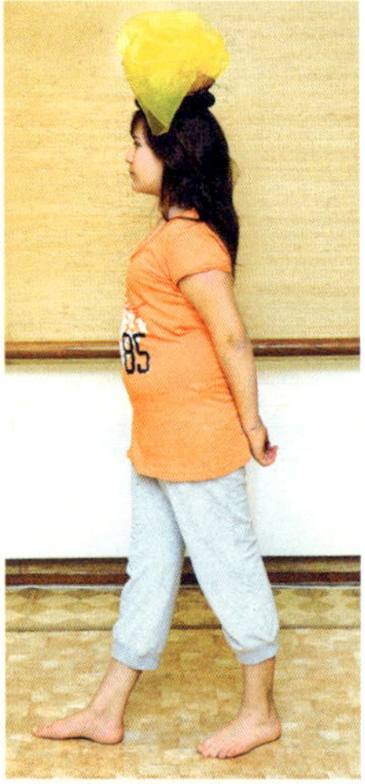

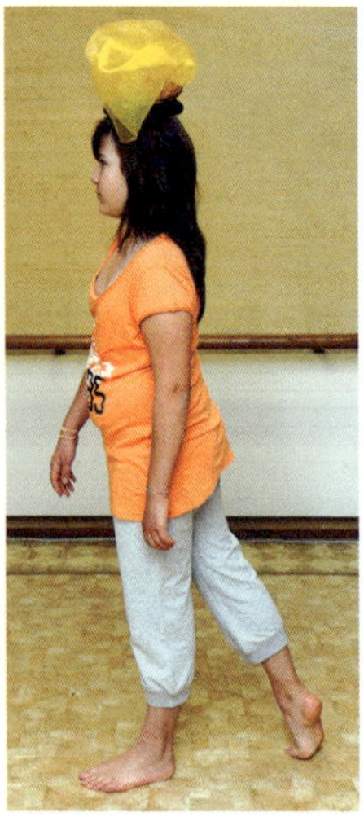

> Dos droit, pied qui avance légèrement ouvert, le plus possible dans l'axe de la jambe arrière, épaules décontractées, alignées sur les hanches, poids du corps en avant, rentrer le ventre, poser un panier ou un livre ou un petit coussin, etc., sur la tête (pour apprendre à tenir la tête droite), faire les premiers pas les mains croisées audessus des fesses pour bien sentir si le dos est droit. Puis lâcher les mains et les laisser se balancer naturellement.
But: améliorer la posture et le port de tête, tout en musclant le dos et les abdominaux. A faire pendant cinq à dix minutes, trois fois par semaine.

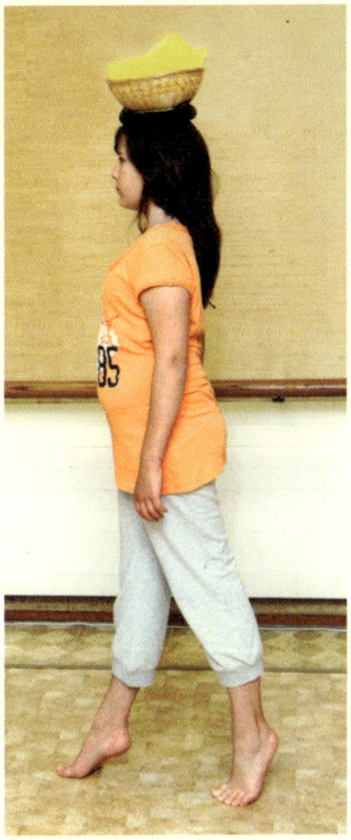

> Même exercice que le précédent, mais en marchant sur la pointe des pieds.
But: renforcer l'équilibre, la posture droite, maîtriser l'espace, bonne tenue des muscles abdominaux et lombaires, fortifier les chevilles et les voûtes plantaires. Particulièrement conseillé aux enfants souffrant de pieds plats.

S'assouplir et bien se tenir

Jean-Benoît montre deux exercices d'assouplissement et de prise de conscience de son corps.

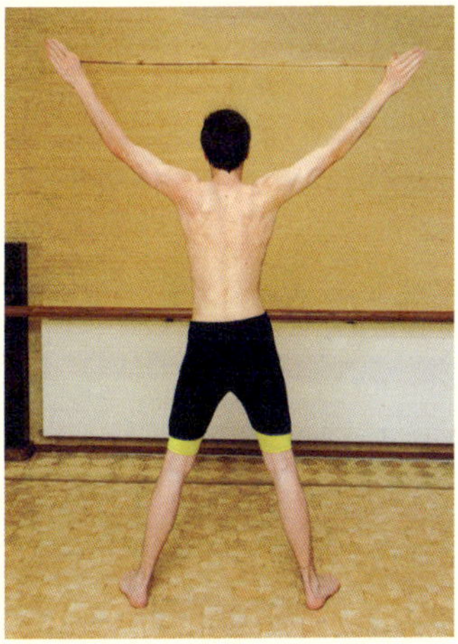

> Jambes écartées, lever le bâton (ou manche à balai ou parapluie, etc.), bras tendus au-dessus de la tête, alignés au niveau des oreilles, en veillant à ne pas soulever les épaules, le poids du corps en avant du pied, dos bien droit, rentrer le ventre. Veiller à ce que tout le corps de l'enfant soit droit – jambes, dos, bras et tête sur une seule ligne. Répéter cinq à dix fois, trois fois par semaine.
But: prendre conscience de son corps, de sa position. Le bâton permet de mieux contrôler que toutes les parties du corps sont bien alignées.

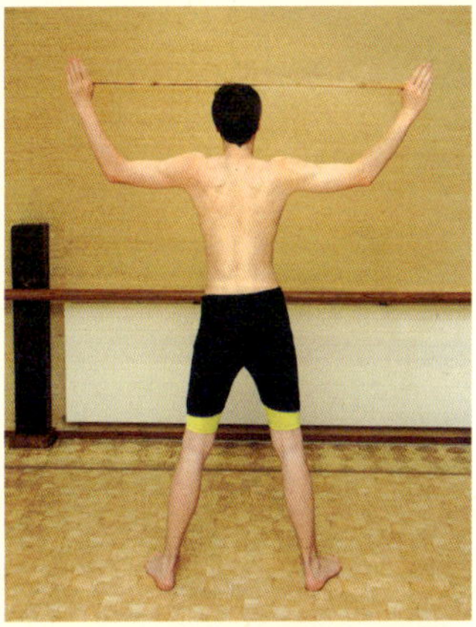

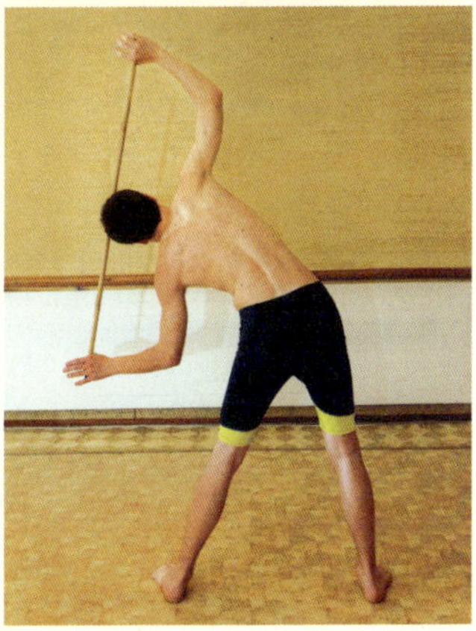

> Position de départ identique à celle de l'exercice précédent. Puis poser le bâton sur la tête, et incliner le torse sur le côté droit, sans torsion, de manière à ce que le coude soit le plus près possible de la hanche.
Laisser étiré pendant deux secondes, revenir au milieu.
Changer de côté. Faire deux séries de dix répétitions (gauche/droite), trois fois par semaine.
But: assouplir la taille.

Tonifier les muscles

Voici, pour les adolescents, un petit exercice de renforcement musculaire de la ceinture abdominale, indispensable pour protéger la colonne vertébrale. A effectuer deux à trois fois par semaine, mais jamais deux jours de suite (!).

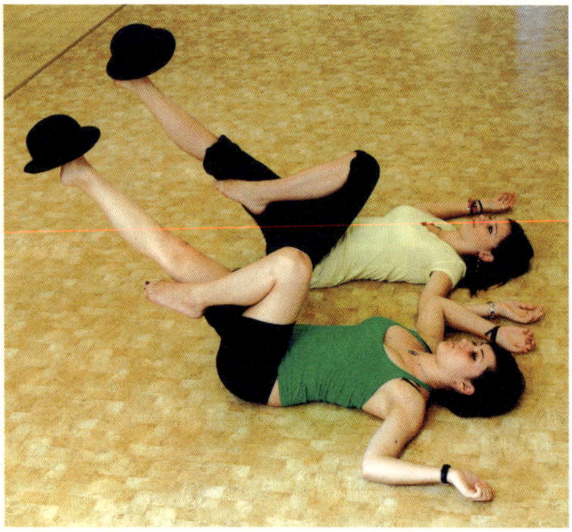

> Couché, le dos et les épaules collés au sol, bras pliés avec les coudes à la hauteur des épaules, lever la jambe gauche fléchie et la jambe droite tendue, avec le pied en flexion, de sorte que le chapeau tienne. Baisser la jambe avec le chapeau le plus bas possible. Tenir trois temps (compter jusqu'à trois), puis remonter la jambe. Effectuer deux séries de 10 répétitions avec chaque jambe.
But: renforcer le muscle abdominal grand droit tout en protégeant le dos (grâce à la position couchée).
Le chapeau, accessoire ludique, permet également de contrôler le mouvement – il ne doit pas tomber et doit rester droit.

Pour aller plus loin:
bibliographie et sites internet utiles en annexes

{ CHAPITRE 9 }

LA RELAXATION

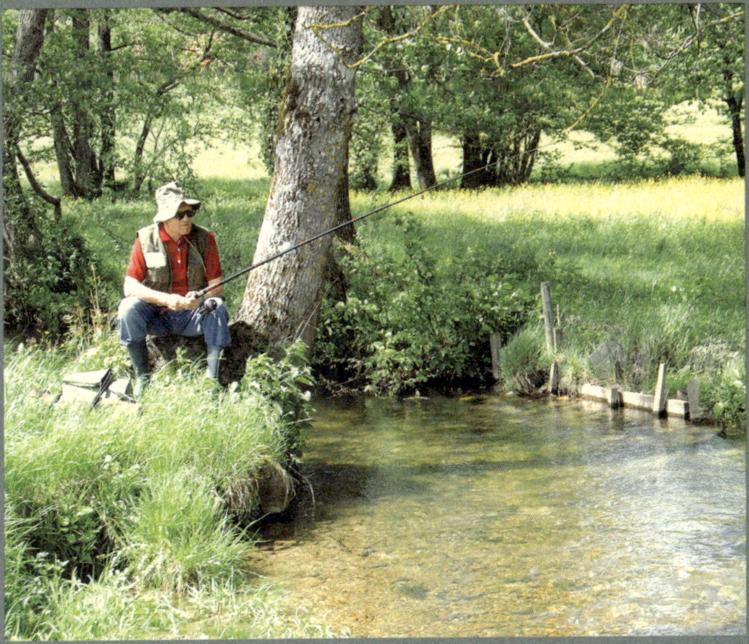

Indispensable au corps et à l'esprit

Vous souvenez-vous de la dernière fois où vous étiez vraiment détendu, le corps totalement relâché et la tête vide?
Il est probable qu'un grand nombre de lecteurs devront chercher à quand remonte ce moment. Car le quotidien laisse peu de plages de temps où l'on peut «vider sa tête» et se relâcher complètement.
D'ailleurs, ce n'est pas franchement considéré comme une activité utile dans notre société où prime la productivité. Pourtant, se détendre est aussi essentiel à l'organisme que de bouger et se nourrir.

Un facteur de santé

Heureusement, ceux qui ne font pas de relaxation dans la journée ou durant leurs loisirs, le font au moins malgré eux, la nuit en dormant, permettant à l'organisme de récupérer. A condition de bien dormir. Or, souvent la qualité du sommeil est altérée par le stress, et perd ainsi de son effet réparateur. La relaxation sert justement à combattre le stress négatif, responsable d'un grand nombre de maux. On estime ainsi qu'il est à l'origine de 75% des consultations médicales en Suisse.

Les trois types de stress

- **Le stress normal** permet à l'individu de s'adapter à des changements.
- **Le stress positif** permet d'avoir une performance optimale mobilisant les ressources de l'individu.
- **Le stress négatif** est handicapant et peut être destructeur pour la santé. C'est le stress normal qui devient chronique et dépasse le seuil de tolérance.

Les bienfaits de la relaxation

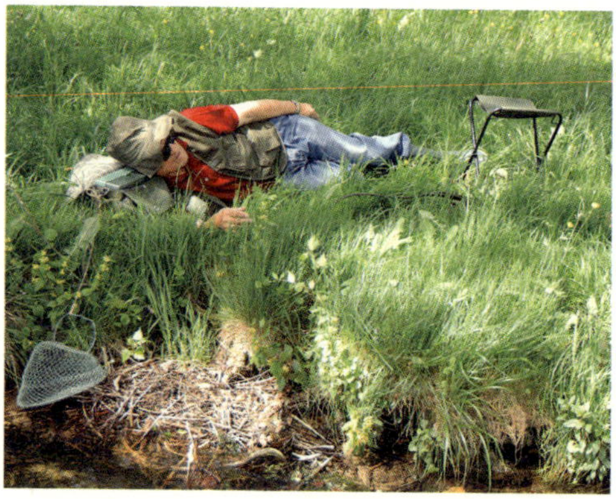

Lorsqu'un individu est confronté à un stress – au besoin de réagir ou de s'adapter à une situation donnée, interprétée comme importante (déménagement, nouveau travail) ou menaçante (problèmes familiaux, pressions au travail, maladie, etc.) – le corps entre en état d'alerte pour l'affronter. Ce qui déclenche un certain nombre de réactions physiologiques et psychologiques. Celles-ci affectent notamment le niveau de tension musculaire, les systèmes digestif, cardiovasculaire, nerveux et hormonal et le système immunitaire *(lire encadré ci-contre).*
Vu les méfaits du stress sur l'organisme, on comprend mieux que la relaxation soit également utilisée dans le traitement de divers troubles (nervosité, insomnies, etc.) et maladies (douleurs chroniques, migraines, etc.). Se relaxer induit notamment une baisse du rythme cardiaque et augmente la régularité des battements du cœur. Et cela détend les muscles, fait baisser la tension artérielle et

TROUBLES ET MAUX DUS AU STRESS

Le mot relaxation vient du latin relaxio, *signifiant le repos, la détente. Se relaxer permet d'arriver à un état de repos où les principales fonctions du corps (cœur, cerveau, digestion, respiration, etc.) sont réduites au minimum, sans dépense inutile d'énergie.*
Si l'on ne parvient pas à se détendre suffisamment, si une situation de stress devient trop lourde ou si elle perdure, il peut en résulter un grand nombre de troubles et de problèmes de santé qui peuvent apparaître en quelques jours ou en quelques mois:

- *allergies (asthme);*
- *anxiété et dépression, irritabilité, phobies, apathie;*
- *cancers;*
- *chute des cheveux;*
- *dépendances (alcool, drogue, etc.);*
- *développement ou réapparition d'infections (herpès labial et génital, refroidissements, maux de gorge, maladies de la peau, etc.);*
- *maux de tête (céphalées de tension) et migraines;*
- *problèmes cardiovasculaires (hypertension, etc.);*
- *problèmes de concentration;*
- *problèmes digestifs (ulcères, inflammations du colon, nausées, vomissements, etc.);*
- *troubles de la mémoire;*
- *tensions musculaires et douleurs (dos, épaules, nuque, etc.);*
- *troubles menstruels;*
- *troubles sexuels (manque de libido, problèmes érectiles);*
- *troubles du sommeil;*
- *etc.*

réduit les besoins en oxygène du corps, ainsi que le rythme de respiration.

Se détendre au quotidien

L'activité physique régulière constitue déjà un excellent moyen d'évacuer ou de prévenir le stress. De même, lire un livre dans un lieu calme, installé confortablement, s'asseoir au bord d'un lac ou d'une rivière, contempler la nature dans une forêt sont des moments permettant la détente.
Autres méthodes: prendre un bain chaud ou faire un jacuzzi, se délasser dans un centre thermal, profiter d'un massage, d'enveloppements de boue (fango) ou d'algues, etc.
Par ailleurs, il existe diverses techniques de relaxation, superficielle ou profonde (respiration, yoga, hypnose, autohypnose, sophrologie, etc.). Les centres de fitness et de

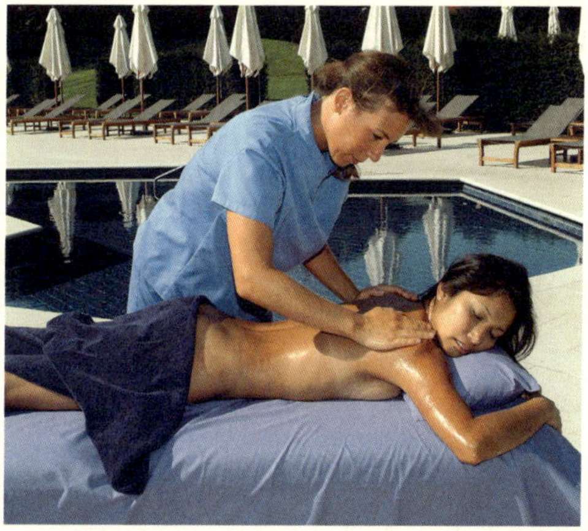

bien-être regorgent d'offres de cours. Si vous n'arrivez pas à vous détendre seul, vous pouvez essayer l'une ou l'autre pour voir la technique qui vous convient.
Peu importe la méthode de relaxation que

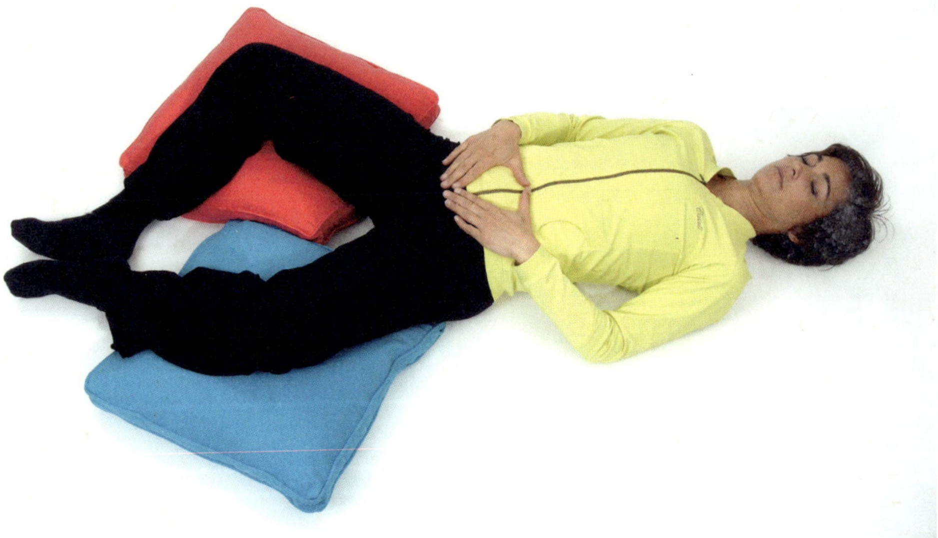

vous adopterez, pourvu que vous la pratiquiez régulièrement, dans l'idéal tous les jours. Car, comme l'activité physique, se détendre et lâcher prise font tout simplement partie de l'hygiène de vie. Une dizaine de minutes par jour suffisent déjà pour en ressentir les bénéfices.

Détendre les muscles

Stress, mauvaise posture, longues stations assises ou debout contractent les muscles, avec à la clé des tensions pouvant provoquer des douleurs passagères, voire chroniques. Voici deux exercices de détente pour tout le corps, et l'esprit.

> Allongé confortablement sur le dos, posez les mains sur le bas ventre, avec les doigts légèrement écartés *(photo ci-dessus)*. Repliez les jambes «en grenouille» et appuyez-les sur des coussins. Les moins souples prendront des coussins plus épais pour avoir moins les cuisses écartées. Relâchez tous les muscles du corps et laissez-vous aller comme si vous vouliez vous assoupir, en gardant les yeux fermés et en respirant calmement. Restez ainsi dix à quinze minutes.

> Pour ceux qui peinent à décontracter leurs muscles, et ressentent des tensions dans plusieurs parties, voire l'entier du corps, un exercice simple, qu'on peut faire chez soi, mais également au travail, en train, en avion, à la plage, le soir avant de s'endormir, etc. Couché au sol (jambes à plat ou sur des coussins comme pour l'exercice précédent ou assis sur une chaise), il s'agit de contracter puis de relâcher toutes les parties du corps de bas en haut. Tenez la contraction pendant cinq secondes (en comptant lentement jusqu'à 5) puis lâchez pendant cinq secondes, dans l'ordre suivant:

- recroquevillez les orteils, relâchez;
- tendez les muscles des mollets, relâchez;
- durcissez les cuisses, relâchez;
- serrez les fesses, relâchez;
- rentrez le ventre, relâchez;
- serrez les poings, relâchez;
- raidissez les bras, relâchez;
- haussez puis baissez les épaules activement;
- serrez les mâchoires, puis desserez;
- plissez les yeux, relâchez.

Une fois toutes les parties du corps ainsi décontractées, restez couché ou assis cinq à dix minutes pour ressentir la détente en respirant calmement. Vous pouvez recommencer l'alternance contraction/relâchement selon le besoin du moment.

Variante debout: si vous disposez de peu de temps et/ou n'avez pas d'endroit pour vous asseoir ou allonger, effectuez le même exercice que ci-dessus debout, pieds légèrement écartés. Mais au lieu de le faire à la suite, contractez tous les muscles simultanément puis relâchez. Répétez une ou deux fois. Prenez quelques instants pour ressentir la relaxation.

L'importance de la respiration

La respiration est intimement liée à notre bien-être physique et psychique. Lorsque nous sommes détendus, le souffle est calme et profond. Dans l'adversité et le stress par contre, il s'accélère et reste superficiel. Ce qui augmente les symptômes anxieux (rythme cardiaque accéléré, sueurs, etc.).
A cause du stress, du manque d'activité physique, de position assises prolongées et contractées et de mauvaises postures, souvent on ne respire pas correctement. La plupart des gens n'ont ainsi plus qu'une respiration thoracique superficielle. Ils ne savent plus respirer simultanément et profondément dans le ventre comme le font encore les bébés. Ainsi, ils n'utilisent pas la pleine capacité des poumons: les organes et les muscles ne reçoivent pas assez d'oxygène.

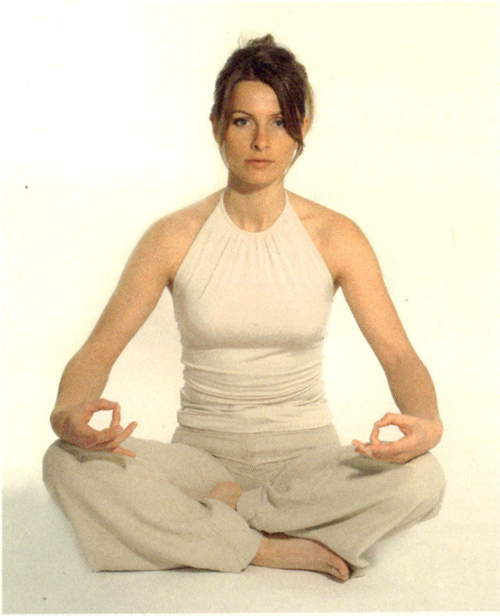

Trois exercices

Voici trois exercices de respiration simples.

> Respiration abdominale
Allongez-vous sur le sol, mains sur le ventre de manière à ce que les doigts se touchent. Inspirez longuement et lentement par le nez en comptant jusqu'à cinq. Les poumons et votre ventre se gonflent, séparant vos doigts. Retenez votre souffle en comptant jusqu'à cinq. Puis, en comptant jusqu'à dix, expirez lentement par la bouche en rentrant le nombril vers la colonne vertébrale. Essayez de vider tout l'air que contient votre corps. A répéter dix fois.

> Respiration consciente
Allongé confortablement, fermez les yeux et portez l'attention sur votre respiration sans la changer. Suivez mentalement l'air qui entre dans vos narines jusqu'aux poumons. Prenez conscience des différences de température de l'air depuis son arrivée dans le nez jusqu'aux poumons. Prenez conscience des parties du corps qui bougent pendant les respirations: narines qui se dilatent, cage thoracique qui s'élargit, côtes qui se soulèvent, ventre qui se gonfle et se dégonfle.
Faites l'exercice pendant cinq à dix minutes, voire plus si vous en ressentez le besoin.

> Evacuer le stress ponctuel
Pour vous donner rapidement de l'énergie ou en cas de situation stressante – avant une réunion ou une discussion importante, etc. – effectuez deux inspirations courtes et six à huit expirations courtes – videz tout l'air – puis prenez une petite inspiration, suivie d'une expiration longue et continue. Accentuez l'expiration en rentrant le nombril vers la colonne.
Répétez quatre fois au minimum, ou aussi longtemps que nécessaire pour revenir au calme.

SE RELAXER AU SAUNA

Faire un sauna constitue un excellent moyen de détente, d'évacuation du stress et de la fatigue, qui redonne du tonus, a une action bénéfique sur le système cardiovasulaire et permet de prévenir les courbatures après une activité sportive. Voici comment en profiter au maximum.

> Buvez un grand verre d'eau avant le sauna, car vous allez en perdre beaucoup en transpirant.

> Avant d'entrer dans la cabine, prenez une douche chaude et séchez-vous. Prenez une serviette sèche pour vous y asseoir.

> Si vous vous teignez les cheveux, vérifiez auprès de votre coiffeur si la coloration résiste au sauna.

> Otez vos bijoux qui risquent de vous brûler.

> Les débutants choisiront plutôt les bancs inférieurs, où il fait un peu moins chaud pour s'acclimater. Sur les gradins du haut, il fait 85 à 95° C. Ne vous inquiétez pas si au début la vapeur et la chaleur ambiantes vous oppressent.

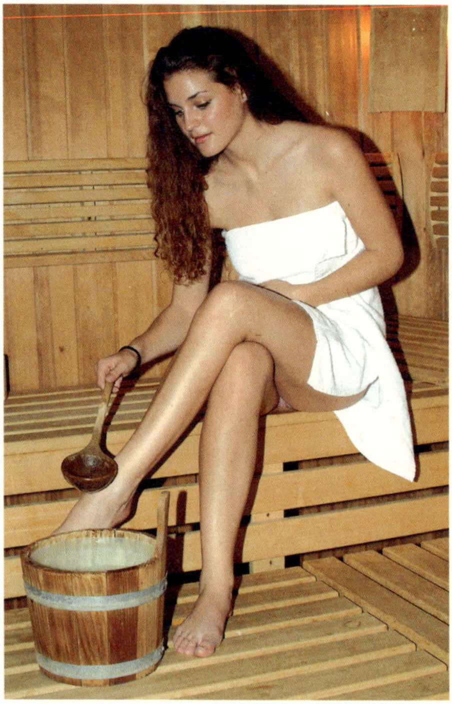

> La durée de la séance est en général donnée par un sablier – douze à quinze minutes. Mais allez-y au feeling, écoutez votre corps et sortez plus tôt si vous en ressentez le besoin.

> Si vous vous couchez, relevez-vous lentement en fin de séance et demeurez une minute en position assise avant de sortir de la cabine.

> Dès que la sueur coule sur votre peau, vous pouvez quitter le sauna.

> Marchez quelques pas, puis reprenez une douche, fraîche cette fois-ci, voire froide si vous le pouvez. En général, un bassin d'eau froide est à disposition.

> Reposez-vous, bien au chaud (couverture, peignoir) pendant un quart d'heure, puis reprenez une douche chaude, séchez-vous et refaites un passage au sauna. Au total, on conseille trois passages.

> A la fin, reposez-vous en tous cas une vingtaine de minutes. Et n'oubliez pas de vous hydrater également!

Contre-indications

Si vous souffrez de maladies telle l'épilepsie, d'asthme et autres maladies respiratoires, d'inflammations, du cancer, de varices ou de couperose, de maladies cardiovasculaire, notamment, le sauna est proscrit. En cas de doute, demandez conseil à votre médecin.

Pour aller plus loin:
bibliographie et sites internet utiles en annexes

{ CHAPITRE 10 }

L'ALIMENTATION

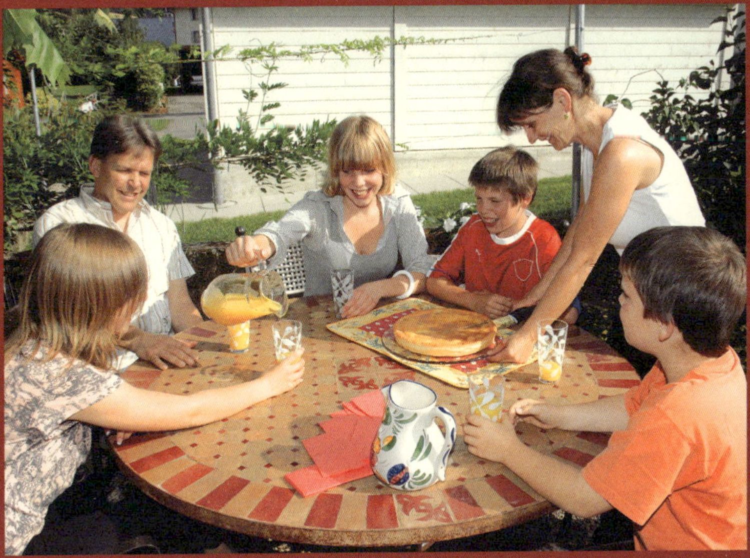

Bouger oui, mais manger équilibré aussi

Manger sainement importe autant que bouger. L'un est même indissociable de l'autre: sans l'apport des aliments adéquats, l'activité physique, et notamment l'effort, sont tout simplement impossibles ou ne seront que de courte durée.
Pour reprendre la métaphore automobile: la nourriture est le carburant du corps. L'organisme peut s'encrasser, perdre de sa puissance, voire s'arrêter net si l'on ne procède pas au bon mélange des éléments essentiels. Tout le monde a une fois ou l'autre vécu une crise d'hypoglycémie (manque de sucre dans le sang): elle saisit le corps en plein effort durant une randonnée ou une réunion de travail, sans crier gare. Et c'est le cortège de malaises et sueurs, de grosses fringales et coups de fatigue.
Il existe un moyen très simple pour prévenir ce type de problèmes: se nourrir en suivant

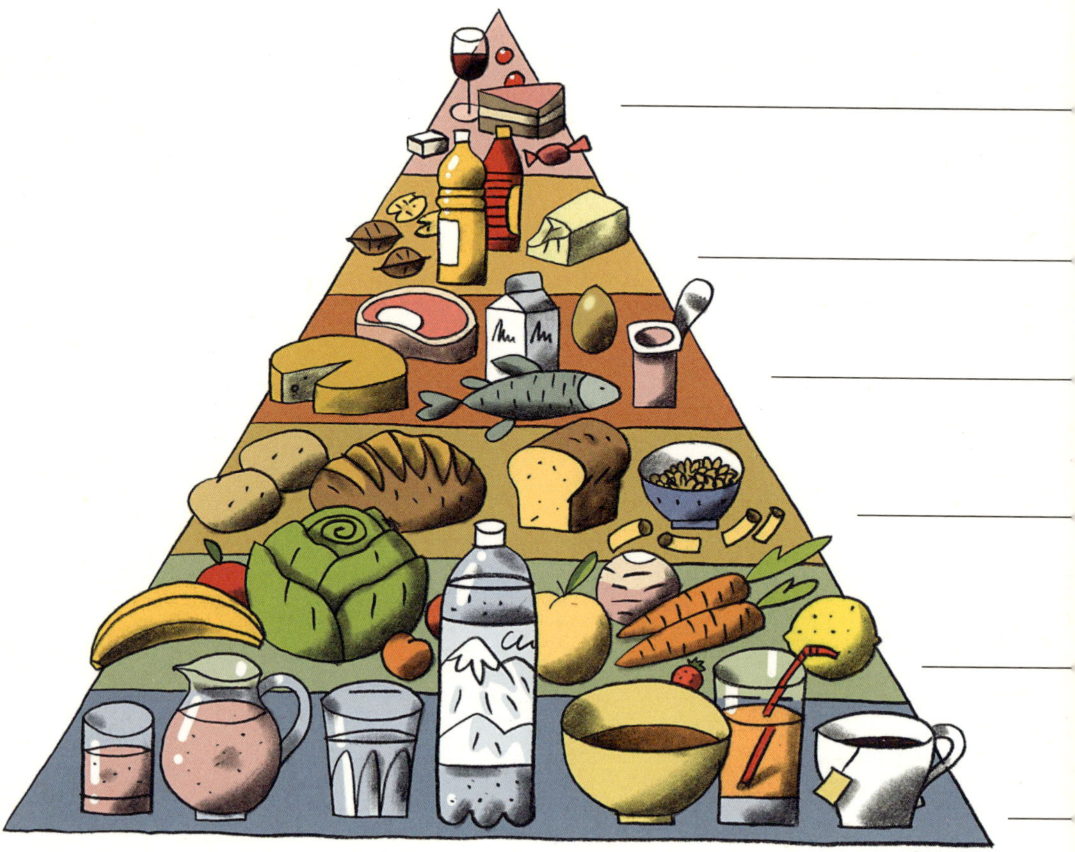

Denis Korman

Source: *Mince alors! comment gérer son poids*, Hors-série Bon à Savoir, mars 2006.

les indications de la pyramide alimentaire *(ci-dessous)*. En consommant les proportions indiquées de chaque groupe d'aliments, on couvre tous les besoins journaliers en protéines, glucides, fibres, graisses, vitamines et sels minéraux de l'organisme. Et cela sans avoir besoin du moindre complément alimentaire et autres vitamines en comprimés.

Le secret de la pyramide

> Pour une alimentation variée et équilibrée, il importe de tenir compte de tous les étages.
> Les étages plus larges constituent la base: chaque repas devrait donc contenir les aliments des trois niveaux inférieurs.

Mangez de tout

Autre bonne nouvelle: nul besoin de se priver de quoi que ce soit! Tous les groupes d'aliments font partie de la pyramide, en plus ou moins grande quantité. Même ceux qui sont moins bons pour la santé, parce que manger doit aussi et surtout rester un plaisir. Cette pyramide, revue récemment selon les dernières connaissances en la matière, est valable à tout âge.

Famille d'aliments		Quantités
Sucreries, amuse-gueules salés, boissons sucrées et/ou alcoolisées	Pâtisseries, chocolat, crèmes glacées, gâteaux, chips, etc.	Aliments plaisir à consommer avec modération: 1 douceur ou snack salé/j.
	Vin, bière, etc.	1 à 2 verres/jour
Huiles, matières grasses et fruits oléagineux	Huiles de haute qualité: de colza, olive, noix (huile de noix et d'olive pour la salade)	(Max. 4-6 c. à s.). 2 c. à s. (20g/jour) pour la cuisson et assaisonner
	Beurre ou margarine	10g/jour, à réserver pour les tartines
Lait, produits laitiers, viandes, poissons, œufs et tofu	Viandes (moins grasses de préférence: poulet, dinde, etc.); œufs, fromage	1 portion/jour dont poisson 2/semaine; produits laitiers 3 portions/jour
	Poisson	
	Produits laitiers	
Farineux	Pâtes, riz, etc. (céréales complètes de préférence)	1 portion/repas, selon l'appétit et l'activité physique
	Légumineuses	1 x/semaine au minimum
Fruits et légumes	Cuits ou crus, en jus	5 portions/jour; à chaque repas
Boissons non sucrées	Eau, tisane	1 à 1,5 l/jour*

*Au total, le besoin en eau est de 1,5 à 2 l / jour. Consommer fruits et légumes en apporte déjà une partie.

L'assiette équilibrée

En suivant la pyramide alimentaire, voici comment remplir son assiette:

Un aliment «constructeur» riche en protéines. P.ex.: 100 à 120 g de viande, poisson, crustacés, œufs, tofu, fromage	1/6 assiette
Un aliment «protecteur» riche en fibres et en antioxydants. P.ex.: 150 à 200 g de légumes cuits et/ou crudités	3/6 assiette
Un aliment énergétique riche en hydrates de carbone – amidon, etc. Selon appétit: céréales complètes, pain, pâtes, pommes de terre, riz, etc.	2/6 assiette
Des matières grasses de bonne qualité nutritionnelle. De préférence les huiles de colza et d'olive.	en quantités limitées
Ainsi que: **de l'eau** comme boisson et **un fruit** ou **un laitage** en dessert	

Source: Espace Prévention, Lausanne

Principaux éléments nutritifs

Les protéines, polyvalentes

Les protéines sont des éléments bâtisseurs, présents dans le poisson, la viande, les produits laitiers, les œufs, etc. Elles participent à la régénération des tissus (cartilage, muscles, os, repousse des cheveux, des ongles, renouvellement de la peau, etc.) et à la défense de l'organisme contre les maladies, entre autres. Et elles sont essentielles à la formation du fœtus, puis à la croissance des enfants et des adolescents.

ON ABSORBE 10 G DE PROTÉINES AVEC:	
> Protéines végétales	
55 g	de pois chiches secs
110 g	de pain de Graham
120 g	de tofu
250 g	de pâtes cuites
480 g	de champignons
> Protéines animales	
40 g	de fromage d'Appenzell
45 g	d'escalope de veau
46 g	de brie
50 g	de truite
1,5	œuf
3,1dl	de lait, partiellement écrémé

Source: SSN (Société suisse de nutrition)

Des fibres, pour digérer

Les fibres alimentaires, présentes dans les aliments végétaux – fruits, légumes, céréales – uniquement, sont indispensables pour réguler la flore intestinale, la digestion et le transit, entre autres. Pour permettre aux fibres de remplir au mieux leur rôle, il est important de boire suffisamment *(lire plus loin).*

ON AVALE 10 G DE FIBRES AVEC:	
22 g	de son de blé
26 g	de graines de lin
55 g	de haricots blancs secs
65 g	de pruneaux secs
100 g	de flocons d'avoine
150 g	de pain Graham
170 g	de petits pois
380 g	de carottes
480 g	de pommes

Source: SSN (Société suisse de nutrition)

Hydrates de carbone à chaque repas

Les glucides (ou sucres, ou hydrates de carbone) sont la principale source d'énergie de l'organisme et la seule source de carburant du cerveau (il en consomme environ 5 g/h). D'où la nécessité de maintenir le taux de sucre dans le sang (la glycémie) au-dessus d'un niveau minimum. Les hydrates de car-

10 G D'HYDRATES DE CARBONE CORRESPONDENT À:	
14 g de pâtes crues	23 g de pain de seigle valaisan
17 g de flocons d'avoine	60 g de pommes de terre
18 g de confiture	1,1 dl de limonade ou de boisson sucrée
20 g de lentilles sèches	140 g de framboises ou de fraises
21 g d'abricots secs	2,2 dl de lait entier

Source: SSN (Société suisse de nutrition)

bone sont absorbés au niveau de l'intestin grêle, puis transformés en réserve de glucose, le glycogène, stocké dans les muscles et le foie. Ces réserves seront libérées dans le sang selon la demande de l'organisme, mais elles sont faibles et il est donc important de manger des glucides à chaque repas. Mais pas n'importe lesquels: il faut favoriser les sucres complexes, aussi appelés lents, plus rassasiants (pain, pommes de terre, céréales). A l'inverse, consommer des sucres simples ou rapides, dont l'effet ne perdure guère (confiture, confiserie, etc.), risque avant tout de faire grossir, sans grand apport en énergie, d'autant qu'ils sont souvent associés à des graisses, par exemple dans les pâtisseries ou les barres chocolatées.

Ces aliments de plaisir, procurant un sentiment de bien-être non négligeable, sont donc à consommer selon la formule sacrée: avec modération. Il en va de même pour les boissons sucrées et alcoolisées.

Des graisses protectrices

Les lipides (l'ensemble des graisses contenues dans les aliments) aussi, apportent de l'énergie à nos cellules, sous forme très concentrée (9 kcal/g). Mais ils fournissent aussi des acides gras (acides gras saturés, acides gras polyinsaturés, acides gras monoinsaturés), ainsi que des vitamines essentielles. Dans le corps humain, le tissu graisseux (12 à 15 kg pour une femme normale de 60 kg, 7 à 10 kg pour un homme de 70 kg) a également son rôle à jouer, puisqu'il isole du froid et protège les organes internes.

Mais ce sont aussi les lipides qui donnent plus de saveur aux plats, par leur consistance et parce qu'ils en transportent les arômes. D'où l'attirance pour les mets riches. D'ailleurs, entre 50 et 70% de la consommation moyenne de matières grasses sont cachées dans les gâteaux, les biscuits sucrés ou salés, les produits finis, les charcuteries, le lait et les produits laitiers complets, etc. *(voir encadré en p. 110)*.

Du gras oui, mais pas n'importe lequel

Les lipides se divisent en quatre grands groupes:

> **Les bons:**

- **Les acides gras monoinsaturés**, largement présents dans l'huile d'olive, de colza, de soja, et aussi dans les avocats et dans certaines noix (amandes, arachides, cajous, etc.).

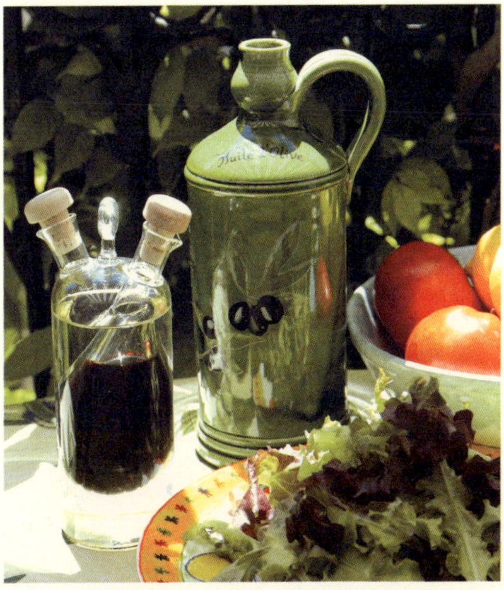

- **Les acides gras polyinsaturés** (dont les oméga-3 et 6): les oméga-3 se trouvent en bonnes quantités dans les huiles de colza, de noix et de lin; les oméga-6, à manger ponctuellement, se trouvent dans les huiles de carthame, de maïs, de pépins de raisin, de tournesol, etc.

> **Les moins bons:**

- **Les acides gras trans**, qu'on trouve notamment dans les produits industriels, certains produits laitiers, margarines et viandes des ruminants. Ils augmentent le risque de maladies cardiovasculaires et favorisent les inflammations. D'où l'importance de limiter la consommation de produits trop transformés (chips, snacks, fritures, biscuits...).
- **Les acides gras saturés**, qu'on trouve notamment dans les huiles de coco, de palme, dans les graisses animales de bœuf ou de porc; le beurre, le fromage et autres produits laitiers. En manger trop contribue à augmenter le risque de maladies cardiovasculaires.

On l'aura compris, même si les graisses sont indispensables, leur surconsommation en général et celle de graisses saturées en particulier, est la principale cause des maladies cardiovasculaires ou du surpoids dans notre monde dit développé. D'où l'importance de surveiller sa consommation de lipides et d'opter pour les variétés de qualité: huile de colza et d'olive majoritairement pour cuire et assaisonner. Rappelons que les huiles pressées à froid ne supportent pas la cuisson.

LES METS GRAS

Les fritures:

- *pommes de terre frites, poissons frits, pommes de terre croquettes, chips, beignets, merveilles, etc.*

Les charcuteries et la cochonnaille:

- *saucisses, saucissons, salami, pâté, etc.*

Les viandes grasses:

- *côtelettes d'agneau, rôti de porc entremêlé*

Les préparations panées:

- *sticks de poissons, viandes panées, etc.*

Les boîtes de conserve à l'huile:

- *thon à l'huile, sardines à l'huile*

Les préparations à la mayonnaise:

- *œufs à la russe, salade russe*

Les mets à base de pâte feuilletée ou brisée:

- *croissants, petits pains au chocolat, tartes, flûtes, etc.*

Les pâtisseries

Les préparations riches en fromage ou en crème:

- *raclette, fondue, viande en sauce à la crème, etc.*

Dans une alimentation équilibrée, il est conseillé de ne pas manger plus d'un mets gras par jour.

Source: Espace Prévention Lausanne

Manger, une affaire de plaisir

Savez-vous vraiment manger? Pour le savoir, répondez par oui ou par non aux deux questions suivantes:

> Vous accordez-vous moins de vingt minutes pour les repas principaux?

> Mangez-vous en faisant autre chose (en lisant, en regardant la télévision, etc.)?

Si vous avez répondu oui à l'une de ces questions, vos habitudes alimentaires méritent d'être adaptées à votre nouveau mode de vie actif et sain.

Comment bien manger

- Laissez environ trois heures d'intervalle entre les repas et ne mangez que lorsque vous avez vraiment faim.
- Mangez assis, dans le calme, sans rien faire d'autre, dégustez chaque aliment en mâchant bien et en étant attentif aux saveurs, aux textures, etc.
- Prenez votre temps, vingt minutes au moins: le cerveau aussi a besoin d'échauffement et ce n'est qu'après ce laps de temps qu'il peut envoyer le signal de

satiété. Voilà pourquoi, lorsque vous mangez trop vite, vous pouvez ingurgiter de très grandes quantités sans que le corps ait le temps de donner le signal du «Stop, j'ai tout ce dont j'ai besoin!» Et peu après, vous vous plaignez d'avoir trop mangé... Cela n'arrivera pas si vous mangez lentement et restez à l'écoute de votre corps. L'organisme sait exactement quand il a assez.

- Enfin, et surtout, rappelez-vous que manger est un plaisir, un moment convivial aussi, en famille ou entre amis!

Apprendre le goût aux enfants

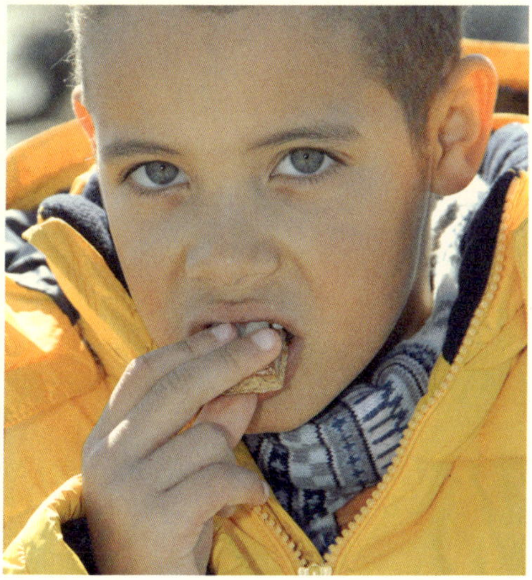

Comme la marche, l'enfant doit apprendre l'alimentation. En effet, nourrisson, il est alimenté de lait maternel ou du biberon, mais une fois sevré, il est confronté à des odeurs et des goûts et textures fort divers. Normal, dès lors, qu'un certains temps soit nécessaire avant qu'il n'adopte ces nouveaux aliments. Durant la croissance et cette phase de découverte, il peut y avoir des périodes de rejet plus ou moins fortes de certains mets. Cette néophobie débute vers l'âge de 2 ans et atteint son sommet entre 4 et 7 ans.

Quelques trucs pour lui apprendre à manger sainement, de tout:

- Faites la preuve par l'exemple en mangeant de tout vous aussi.
- Amenez-le à déguster le plus d'aliments différents possible. Une petite bouchée répétée une dizaine de fois (pas le même jour, bien sûr) lui permettra de s'habituer à un nouveau goût. Car, enfants ou adultes, ce n'est qu'après dix à douze fois qu'on s'habitue au goût d'un aliment qu'on n'a jamais mangé auparavant. Expliquez-le lui.
- Acceptez qu'il ne mange pas un ou deux aliments qu'il n'aime pas – tout le monde, ou presque en a.
- Racontez-lui de manière ludique d'où proviennent les denrées alimentaires, leur culture, leur production.
- Faites-lui boire uniquement de l'eau pendant les repas, pour qu'il puisse sentir le vrai goût des mets.
- Donnez-lui à manger quand il a faim, sans le forcer à finir son assiette lorsque tel n'est plus le cas. L'enfant est encore sensible aux signaux de faim et de satiété. Le forcer peut perturber ce signal important pour la régulation de l'appétit et le maintien d'un poids stable, avec le risque d'en faire un futur adulte en surpoids!
- Variez forme et préparation des mets: par exemple des carottes coupées une fois en fines tranches ou en bâtonnets, râpées ou en purée, en mousse, cuites ou crues, etc.
- Montrez-lui les différences entre les mets d'une même famille, par exemple de deux variétés de pommes, de salades, etc.
- Laissez-le participer à la préparation des plats, ainsi qu'aux achats et aux travaux du jardin potager si vous en avez un.
- Faites de chaque repas un moment de plaisir, de partage agréable en famille.

Abusez... de l'eau

Il est recommandé de boire de 1 à 1,5 litre d'eau par jour. La nourriture fournit le reste des besoins en eau. En effet, la plupart des aliments en contiennent (viandes, légumes, etc.), notamment les fruits (jusqu'à 95%).

La meilleure boisson pour étancher la soif, c'est l'eau du robinet, ou des boissons non sucrées telles des tisanes. Rappelons que celles-ci, tout comme le «Château Lapompe», contiennent 0 calories. Alors que 1 dl de soda affiche 47 calories, 1 dl de nectar de fruits 62 calories et 1 dl de gin ou de whisky 222 calories!

Aussi pour les enfants

A table, les enfants devraient boire de l'eau seulement ou des tisanes non sucrées, car les sodas et jus de fruits altèrent le goût et apportent trop de sucre et d'acidité. Outre le surpoids, ils risquent aussi de voir l'émail de leurs dents abîmé. Or, on sous-estime trop souvent encore l'importance des dents de lait en mauvais état, qui peuvent provoquer des abcès notamment. De surcroît, si elles tombent trop tôt, cela peut générer des dents définitives mal positionnées, dont le redressement est long et coûteux.

Alimentation et sport

Les hydrates de carbone (pâtes, pommes de terre, etc.) sont la meilleure source d'énergie pour l'activité physique. Cependant, nous l'avons vu, les réserves en glycogène de l'organisme (env. 1500 kcal) sont vite épuisées lors d'un effort intense (45 à 60 minutes). D'où la nécessité d'amener des sucres lents avant, pendant et après l'entraînement selon l'effort. Cela vaut autant pour les adultes et les seniors que pour les enfants et les adolescents.

Avant l'effort

- Ne partez ni à jeun ni l'estomac plein. Dans l'idéal, faites un repas digeste une à trois heures avant l'effort, riche en hydrates de carbone (sucres lents) et pauvre en graisses et protéines: bircher, pain, riz, pâtes ou pommes de terre, laitage. La veille d'une activité sportive ou d'une randonnée, favorisez également des glucides.

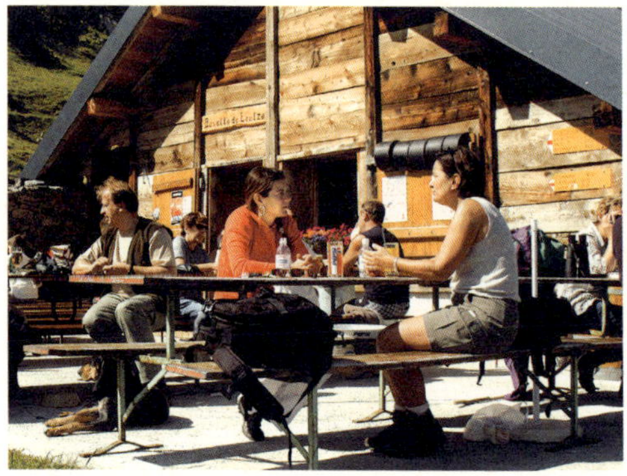

- Buvez assez, avant l'effort déjà, faute de quoi vous serez rapidement déshydraté.
- Evitez les snacks (barres chocolatées, etc.) et boissons (limonades) trop sucrées (sucres rapides). Car après une rapide montée du taux de sucre dans le sang, il redescend aussi vite. Et c'est la crise d'hypoglycémie assurée.

Pendant l'effort

- Prenez des collations riches en glucides en cas d'effort supérieur à trois heures: randonnée, walking, etc.: bananes, barre de céréales.
- Buvez aussi pendant l'activité physique, pour compenser les pertes dues à l'effort (transpiration, etc.). Ce besoin sera d'autant plus important qu'il fera chaud et/ou humide. La sensation de soif arrive souvent trop tard, quand on est déjà déshydraté. Il faut donc boire régulièrement, par petite quantité (2 à 2,5 dl max.), pour une bonne assimilation.

> **Lors d'efforts inférieurs à 60-90 minutes,** boire de l'eau suffit.

> **Lors d'efforts de plus de 90 minutes** (par exemple tour à vélo ou randonnée en montagne), un apport en hydrates de carbone permet de ralentir l'épuisement du glycogène, par exemple en buvant une boisson énergétique. Soit celles vendues dans le commerce, soit par exemple, un jus de fruit coupé de moitié avec de l'eau, ou un mélange composé de 1 l d'eau (ou de thé

maison), 40 g de miel, une cuillère à soupe de jus de citron et, s'il fait très chaud, une pointe de couteau de sel.

En fonction de l'heure d'entraînement

L'alimentation avant et après l'effort sera toutefois différente selon le moment de la journée où on va l'exercer. La règle importante étant que la digestion consomme de l'énergie. Il faut donc avoir mangé deux à trois heures avant. Ce qui n'empêche pas d'avaler une collation juste avant (fruit, barre de céréales nature, pain) l'effort.
Voici quelques conseils pour apporter le pep nécessaire à l'organisme selon le moment de la journée où il est sollicité.

> Le jogging du matin:

- Avant, buvez un thé ou un grand verre d'eau et mangez au moins un fruit.
- Après, n'oubliez pas de boire, surtout après la piscine – on y pense moins en sortant de l'eau qu'après avoir couru quelques kilomètres.
- Ensuite, prenez un petit-déjeuner complet: céréales ou pain complet, produit laitier, fruit ou jus de fruit et une boisson chaude.

> Le fitness à la pause de midi:

- Prenez un petit déjeuner complet le matin – bircher ou pain complet, lait ou yogourt, un fruit et un bol de thé. Une heure avant, mangez une collation – une barre de céréales avec un fruit par exemple et buvez un grand verre d'eau.
- Après, pensez toujours à bien boire et prendre un repas comportant en tous cas des légumes crus ou cuits, des féculents, un laitage, un fruit. Si ce repas est sans viande, poisson ou œuf, mangez-en le soir.

> Le sport après le travail:

- Démarrez la journée avec un petit-déjeuner complet.
- A midi, préférez les mets riches en glucides: pâtes ou céréales complètes, riz complet, etc. Evitez viandes grasses, fromages et autres fritures.
- Une heure avant, mangez un fruit entier, en compote ou en jus, quelques biscuits ou une barre de céréales nature, ainsi qu'un grand verre d'eau.
- En rentrant de l'entraînement, hydratez-vous et mangez un repas comprenant légumes, féculents, laitage et fruit.

Histoires d'H_2O

Il suffit de perdre 2% de son poids corporel en eau pour que les capacités physiques diminuent de 10 à 15%. Et une perte de 5% seulement peut déjà provoquer des problèmes circulatoires et des vertiges.

Les régimes sont contre-productifs

Les régimes sont inutiles et même contre-productifs *(lire aussi le Hors-Série* Mince alors! Comment gérer son poids*, mars 2006, de* Bon à Savoir*, à commander sur www.bonasavoir.ch)*, les études le démontrent clairement, malgré les mille et un articles et livres proposant des régimes de toutes sortes. Dès lors, un seul conseil pour garder ou retrouver la ligne et la forme: bougez et mangez équilibré!

L'effet yo-yo

Bien sûr, en se serrant la ceinture pendant quelques semaines et en étant un peu plus actif, on perdra du poids, mais provisoirement. Car le corps a des réflexes, très, très anciens. Du temps où trouver de la nourriture n'était pas si simple qu'aujourd'hui et qu'il en allait de la survie de chacun de pouvoir faire des réserves. C'est pourquoi, de nos jours encore, après une période de privation tel un régime, l'organisme accumule

un maximum de réserves en tirant les nutriments du moindre aliment.
Du coup, on reprend du poids. C'est le fameux effet yo-yo. De surcroît, plus on fait de régimes, plus le corps va essayer de préserver ses réserves. Alors, perdre du poids devient toujours plus difficile.

Le surpoids, une maladie

Tout cela vaut pour les personnes en bonne santé, qu'elles souffrent ou non de surpoids. Un indicateur permet de savoir si c'est le cas ou non: l'IMC (indice de masse corporelle). Pour les adultes, on le détermine en divisant le poids (en kg) par la taille (en m) multipliée par elle-même. Exemple avec une personne pesant 70 kg et mesurant 1,68 m :
70 : (1,68 x 1,68) = 24,8.

OBÉSITÉ INFANTILE: TRAITEMENTS REMBOURSÉS

Malbouffe et manque d'activité physique sont parmi les causes principales de l'obésité infantile. Dire que c'est devenu un problème de santé publique dans tous les pays dits développés est une lapalissade. Car, répétons-le, les jeunes en surpoids d'aujourd'hui sont les futurs malades de demain: diabète, problèmes cardiovasculaires, etc., sont hélas ce qui s'annonce pour leur vie d'adulte, si rien n'est entrepris pour les soigner.
C'est pourquoi, depuis le début 2008, avec l'entrée en vigueur de la nouvelle ordonnance fédérale sur les prestations de l'assurance obligatoire des soins, les caisses maladie remboursent les traitements d'enfants et adolescents atteints d'obésité. A certaines conditions: le programme de soins doit être supervisé par un médecin et englober les domaines de la pédiatrie, de la nutrition, de l'activité physique et de la psychologie.

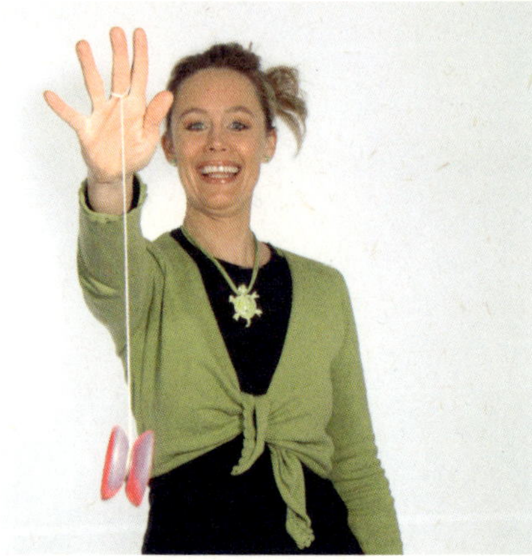

L'adulte de poids moyen a un IMC entre 20 et 25. On parle de surpoids dès qu'il dépasse les 25, et d'obésité à 30, puis d'obésité morbide au-delà de 40.
Si l'IMC dépasse les 25 à 29,9, il est temps de suivre les conseils alimentaires et d'activités physiques du présent ouvrage. Lorsque cela ne suffit pas, il est recommandé de demander conseil à un professionnel en diététique. Il y a lieu de s'inquiéter, et de consulter un spécialiste, si la prise de poids se poursuit.
Au delà d'un IMC à 30, il devient vraiment nécessaire de consulter un professionnel pour déterminer si le surpoids ou l'obésité est dû à une maladie ou à des troubles du comportement alimentaire, et, le cas échéant, prescrire les mesures ou traitements adaptés (changement des habitudes alimentaires, activités physiques, etc.).

Autre IMC pour les enfants

Chez l'enfant, l'IMC n'est pas appliqué tel quel, mais rapporté sur une courbe spéciale, prenant en compte l'évolution de sa corpulence au cours de la croissance et le sexe. Pour l'évaluer, il faut consulter son pédiatre et/ou un diététicien.

Pour aller plus loin:
bibliographie et sites internet utiles en annexes

ANNEXES

Pour aller plus loin

- *Bibliographie*
- *Sites internet utiles*

ANNEXES

Bibliographie

Chapitre 1: Pourquoi bouger?

Bouger santé, Guy Thibault, André Roy, Ed. Rudel Médias, 2007, 175 pages.

Guide de mise en forme, Guy Thibault, Pierrette Bergeron, Pierre Anctil, Ed. de l'Homme, 1998, 221 pages.

Sport suisse 2008, Activité et consommation sportives de la population suisse, Markus Lamprecht, Adrian Fischer, Hanspeter Stamm, Ed. Observatoire Sport et activité physique Suisse, c/o Lamprecht & Sozialforschung und Beratung AG, 2008, 44 pages. A télécharger gratuitement sur www.baspo.admin.ch

Les rythmes du corps, Chronobiologie de l'alimentation, du sommeil, de la santé..., Dr Marc Schwob, Ed. Odile Jacob, 2007, 220 pages.

Chapitre 2: Comment se motiver

Bouger santé, Guy Thibault, André Roy, Ed. Rudel Médias, 2007, 175 pages.

Guide de mise en forme, Guy Thibault, Pierrette Bergeron, Pierre Anctil, Ed. de l'Homme, 1998, 221 pages.

Tous en forme, Gisèle Pierson (adapté par), Cornel Chin (auteur), Graham Atkins Hughes (photographies), Editions Gründ, 2008, 128 pages.

Chapitre 3: Bouger au quotidien

20 Loisirs créatifs pour réunir parents et enfants, Jeffrey Lee, Ed. Michel Lafon, 2006, 279 pages.

Le guide d'activité physique canadien (pour les enfants, les adultes et les aînés), Société canadienne de physiologie de l'exercice, à télécharger gratuitement sur www.phac-aspc.gc.ca

Fit im Alltag, Fritz Bebie, Ed. Puls Media AG, 2e édition, 2002, 96 pages.

Chapitre 4: Préserver son dos

50 exercices pour rester en forme au bureau, Jean-Christophe Berlin, Editions Flammarion, 50 exercices..., Broché, 2004, 127 pages.

Pour en savoir plus sur le mal de dos et vivre mieux, Howard, Ed. Sand, 2000, 178 pages.

Plus jamais mal au dos, Comment guérir votre dos sans médecin et sans médicaments, Pierre Pallardy, Ed. Robert Laffont, 2001, 388 pages.

Bien soigner le mal de dos, Dr Bernard Duplan, Dr Marc Marty, Ed. Odile Jacob, 2006, 348 pages.

Vaincre le mal de dos, Une approche holistique. Agir sur les douleurs comme sur les émotions, Dr Siegbert Tempelhof, Ed. Vigot, 2006, 123 pages.

La santé de votre dos, Dr John Tanner, Ed. Hachette, 2003, 176 pages.

Le mal de dos plus jamais. Comprendre et alléger ses souffrances, Dr Claude Illi, nk éditions, 2006, 128 pages.

Bien soigner le mal de dos, Dr Bernard Duplan, Dr Marc Marty, Ed. Odile Jacob, 2006, 348 pages.

Chapitre 5: Stretching et proprioception

Stretching préventif et curatif, Technique et positions, Mylène Schenk, Ed. Jouvence, 2002, 137 pages.

Stretching actif, Retrouvez le plaisir de votre corps, Mylène Schenk, Ed. Jouvence, 2005, 168 pages.

Gymnastique douce pour les seniors, 150 exercices pour garder la forme, Jacques Choque, Ed. Lamarre, 2004, 166 pages.

Chapitre 6: La musculation à tout âge

Attention les articulations, Fitness pour les sédentaires, Douze exercices de renforce-

ment avec l'élastique Thera-Band, Ed. Suva, 2004, 19 pages.

Un ventre plat, moi aussi! 8 minutes pour être au top!, Jean-Paul Pes, en collaboration avec Mylène Schenk, Ed. Jouvence, 2008, 123 pages.

96 exercices avec un ballon, inspirés du yoga et de la méthode Pilates, Elizabeth Gillis, Ed. Marabout pratique, 2006, 160 pages.

Rester en forme après 50 ans en 15 min/jour, jambes, abdominaux, fessiers, poitrine..., Lydie Raisin, Ed. Marabout pratique, 2006, 158 pages.

Se muscler à deux, Méthode sans matériel, 82 fiches-exercices pratiques et illustrées, Norbert Krantz, Ed. Amphora sports, 2007, 223 pages.

Prostate, Comprendre pour agir, Pr Marc Colombel, Ed. Larousse, 2007, 127 pages.

Chapitre 7: L'endurance pour vivre plus longtemps

Entraînement de marche. Pour un corps en super forme, Herbert Steffny, Chantecler, 2007, 112 pages.

Marcher pour son bien-être. Walking et Nordic Walking, Cyrus Rostami, Klaus Bös, Ed. Amphora sports, 2006, 174 pages.

Chapitre 8: Enfants en mouvement, enfants en santé

Stretching et yoga pour les enfants, Jacques Choque, Ed. Amphora, 2005, 191 pages.

Parlons franchement des enfants et du sport, Conseils à l'intention des parents, des entraîneurs et des enseignants, Ed. de l'Homme, 1997, à télécharger gratuitement sur www.coach.ch

Tout savoir pour bien choisir le sport de votre enfant, Dr Michel Bourgat, Ed. Favre, 2001, 159 pages.

Quel sport pour quel enfant?, Dr Michel Binder, Ed. Marabout, 2005, 158 pages.

Musculation pour l'enfant et l'adolescent. Pourquoi, quand, comment?, Olivier Pauly, Ed. Amphora sports, 2007, 224 pages.

Gym tendresse, gym câline, Jean-Michel Lehmans, Ed. Robert Jauze, 2004, 207 pages.

Chapitre 9: La relaxation

Les cartes de la détente-minute, plus de 100 gestes pour détendre votre corps et calmer votre esprit, Nathalie Bergeron-Duval, Géraldine Lemoine, coffret de 40 fiches, Ed. Guy Trédaniel, 2008.

Guérir le stress, l'anxiété et la dépression sans médicaments ni psychanalyse, David Servan-Schreiber, Ed. Robert Laffont, 2003, 179 pages.

102 exercices de flash relaxation, pour remédier au stress, Patricia Fosse, Ed. Recto Verseau, 2006, 183 pages.

Relaxation et Méditation, Trouver son équilibre émotionnel, Dr Dominique Servant, Ed. Odile Jacob, 2007, 230 pages.

Boostez votre énergie grâce au yoga, Peter Falloon-Goodhew, Ed. Marabout pratique, 2008, 128 pages.

Chapitre 10: L'alimentation

Que manger pour être performant? Manuel pratique pour le sport et votre bien-être, Jean-Paul Blanc, Ed. Amphora sports, 2007, 271 pages.

Kinderernährung gesund und praktisch, So macht Essen mit Kindern Freude, Marianne Botta Diener, Ed. Beobachter, 2008, 252 pages.

Codes-E, Tous les additifs alimentaires, Heinz Knieriemen, Ed. Bon à Savoir, 2005, 64 pages.

MINCE ALORS! Comment gérer son poids, Hors-série, mars 2006, Bon à Savoir, 95 pages.

Sites internet utiles

Internet regorge de sites sur l'activité physique, le bien-être et l'alimentation. Ci-dessous un choix d'adresses pour aller plus loin dans ces divers thèmes.

Aînés

50 plus santé est le site traitant de la santé des 50 ans et plus en Suisse romande.
www.50plussante.ch

L'AVIVO offre de nombreux cours et activités physiques adaptés aux seniors dans ses sections locales.
www.avivo-suisse.ch

Pro Senectute, le site des seniors, recense les cours d'activités sportives qui leur sont destinés par cantons.
www.pro-senectute.ch

Alimentation, diététique

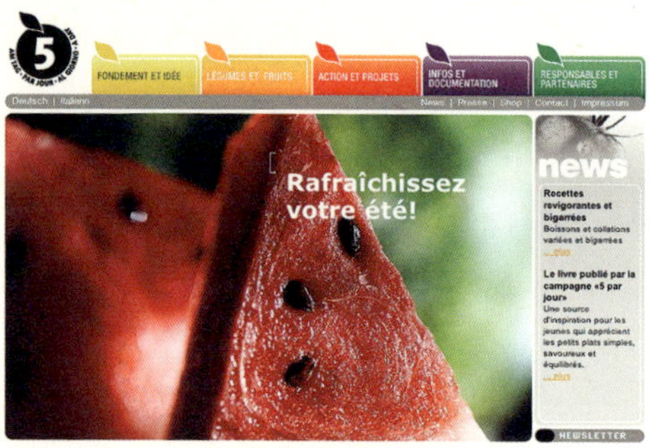

5 par jour rappelle qu'il faut consommer cinq fruits et légumes par jour et d'autres conseils nutritionnels.
www.5parjour.ch

L'Association suisse des diététicien(ne)s diplômé(e)s recense notamment les adresses des professionnels par localité.
www.svde-asdd.ch

Fourchette Verte est le label affiché par les restaurateurs qui proposent un plat du jour varié, sain et équilibré pour «concilier plaisir et santé».
www.fourchetteverte.ch

Imagerie du sport offre un programme de calculs de dépenses de calories
www.imageriedusport.com/jeux/index-calories.htm

L'Association Eurobesitas, née en Suisse, mais à portée européenne, informe et conseille les personnes et parents concernés par la surcharge pondérale ou l'obésité ou les troubles du comportement alimentaire.
www.eurobesitas.ch

Le Réseau Troubles Alimentaires Suisse fournit des conseils et informations sur les divers troubles (anorexie, boulimie, surpoids) et un questionnaire d'autoévaluation, ainsi que des adresses utiles.
www.tr-alimentaires.ch

La Société suisse de nutrition dispose d'un site riche en informations et conseils nutritionnels et on peut y déposer ses questions par mail (ou téléphone, fax et courrier).
www.sge-ssn.ch

Toute la diététique dit… tout sur la diététique, et permet de calculer son poids idéal, ou d'évaluer la teneur en protéines, glucides, lipides, etc., d'un aliment.
www.i-dietetique.com

Courses populaires

La Fédération suisse d'athlétisme propose, entre autres, le guide des courses populaires en Suisse.
www.swiss-athletics.ch

Enfants, famille

Camps-vacances recense tous les camps de Suisse romande par tranches d'âge (avec possibilité de s'inscrire en ligne)
www.camps-vacances.ch

Ciao, le site des ados romands, offre de nombreux conseils et notamment le baromètre des sports, afin qu'ils puissent choisir un sport qui leur convient.
www.ciao.ch

Jeunesse+Sport propose aux enfants et jeunes de 5 à 10 (J+S Kids) et de 10 à 20 ans des

cours et des camps dans 75 disciplines sportives. Le site recense également les adresses de toutes les fédérations sportives du pays.
www.jugendundsport.ch

Kids.ch donne des idées de loisirs ainsi que la liste des places de jeux en Suisse.
www.kids.ch

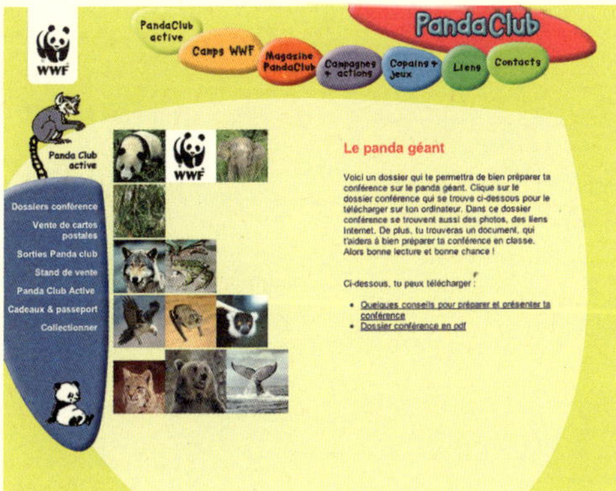

Le Pandaclub, le club des enfants jusqu'à 14 ans du WWF offre de nombreux camps et activités pédagogiques et physiques.
www.pandaclub.ch

Loisirs.ch, c'est un site et une revue périodique qui recensent toutes les activités de loisirs (ludiques, sportives, etc.) et les met régulièrement à jour.
www.loisirs.ch

Maman, papa, bougeons ensemble veut promouvoir l'activité physique chez les 0 à 6 ans, avec de nombreux trucs et astuces et des explications sur le développement psychomoteur des enfants.
www.mamanpapabougeonsensemble.com

Exercices, cours, etc.

Easygym offre toute une série d'exercices de stretching à consulter en ligne et en images.
www.easygym.com

La Fédération suisse de gymnastique donne de nombreux exercices (adultes, parents-enfants, etc.) à télécharger gratuitement.
www.stv-fsg.ch

Le guide suisse des bains publics recense les piscines par régions, ainsi que les plages des lacs et des fleuves propices à la baignade dans toute la Suisse.
www.swissbadeanstalt.ch

La Ligue suisse contre le rhumatisme donne des cours d'initiation au nordic walking et d'autres encore à travers toute la Suisse. Et sur son site, on peut télécharger ou commander des brochures d'exercices à faire chez soi.
www.rheumaliga.ch

Les parcours Vita sont les plus grands centres de fitness de plein air, gratuits. Le site fournit la liste des parcours et des conseils pratiques pour l'entraînement.
www.vitaparcours.ch

Natation pour tous s'adresse aux débutants comme aux nageurs expérimentés et fournit de précieux conseils pratiques sur la nage, les styles, l'approche de l'eau, etc.
www.natationpourtous.com

Servicevie – le plaisir, c'est la santé est un site de référence en matière de santé, avec une rubrique forme prodiguant conseils, programmes d'entraînement et exercices physiques.
www.servicevie.com

Forme, activité physique

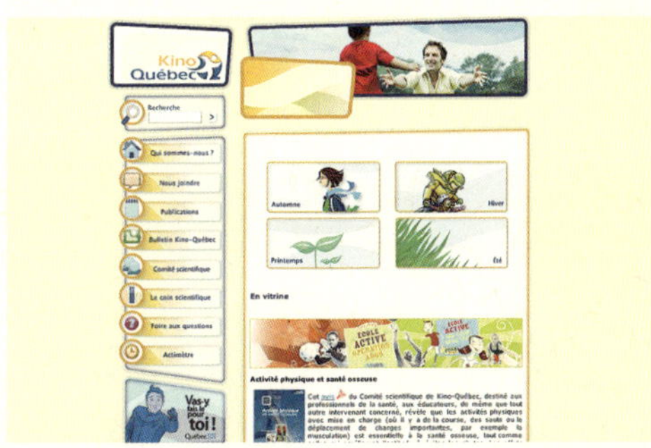

Kino-Québec, c'est le programme des autorités sanitaires québequoises pour promouvoir un mode de vie physiquement actif, avec notamment des conseils et un logiciel pour évaluer son niveau d'activité physique.
www.kino-quebec.qc.ca

La Fondation suisse de cardiologie pour tout savoir sur les maladies cardiovasculaires et leur prévention.
www.swissheart.ch

Mal de dos

Un dos pour la vie, site de l'Organisation mondiale de la santé propose notamment de télécharger une brochure de conseils gratuite (en format pdf). Site et brochures fournissent des informations et conseils ainsi que des exercices pour le dos des enfants et des adultes.
www.ulb.ac.be/erasme/edu/dos/index.htm

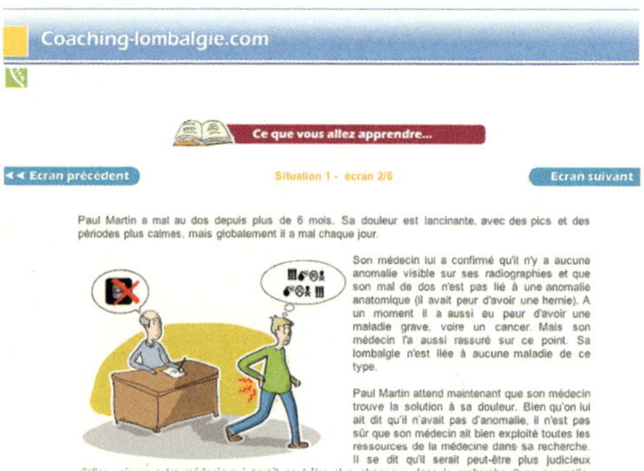
Coaching-lombalgie.com
Ce que vous allez apprendre...
◂◂ Ecran précédent
Situation 1 - écran 2/6
Ecran suivant
Paul Martin a mal au dos depuis plus de 6 mois. Sa douleur est lancinante, avec des pics et des périodes plus calmes, mais globalement il a mal chaque jour.
Son médecin lui a confirmé qu'il n'y a aucune anomalie visible sur ses radiographies et que son mal de dos n'est pas lié à une anomalie anatomique (il avait peur d'avoir une hernie). A un moment il a aussi eu peur d'avoir une maladie grave, voire un cancer. Mais son médecin l'a aussi rassuré sur ce point. Sa lombalgie n'est liée à aucune maladie de ce type.
Paul Martin attend maintenant que son médecin trouve la solution à sa douleur. Bien qu'on lui ait dit qu'il n'avait pas d'anomalie, il n'est pas sûr que son médecin ait bien exploité toutes les ressources de la médecine dans sa recherche. Il se dit qu'il serait peut-être plus judicieux

Coaching-lombalgie est un programme pour aider les personnes souffrant de maux de dos par de bonnes pratiques, à diminuer leur douleur, faciliter toute activité physique et favoriser le maintien ou la reprise de votre activité professionnelle. Il propose d'établir un programme personnalisé, élaboré par des spécialistes.
www.coaching-lombalgie.com

Programmes internationaux de santé publique

Mangerbouger, c'est le site du programme national nutrition santé (PNNS) français, qui donne de nombreux trucs et conseils pour manger mieux et bouger plus.
www.mangerbouger.fr

HEPA Europe, le réseau européen pour la promotion de l'activité physique favorable à la santé.
www.euro.who.int/hepa?language=French

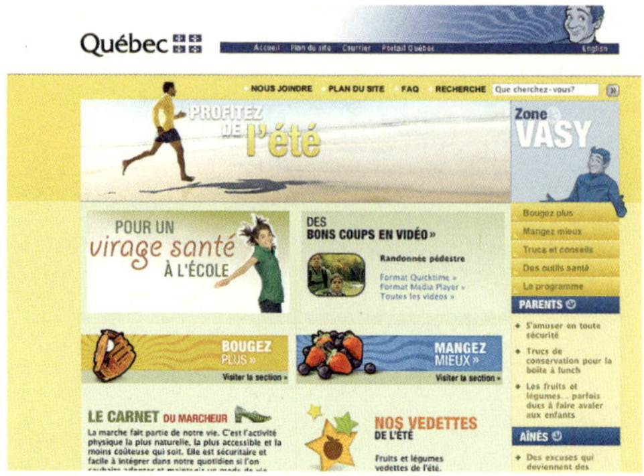
Québec
NOUS JOINDRE
PLAN DU SITE
FAQ
RECHERCHE
PROFITEZ DE l'été
Zone VASY
POUR UN virage santé À L'ÉCOLE
DES BONS COUPS EN VIDÉO »
BOUGEZ PLUS »
MANGEZ MIEUX »
LE CARNET DU MARCHEUR
NOS VEDETTES DE L'ÉTÉ
PARENTS
AÎNÉS

Vas-y, le programme de promotion des saines habitudes de vie du Gouvernement du Québec, avec une foule de conseils sur l'alimentation et l'activité physique au quotidien.
www.vasy.gouv.qc.ca

Programmes et promotion de l'activité physiques

Allez Hop propose des cours de walking, de nordic walking, de gymnastique aquatique, de running et de FitGym dans toute la Suisse. Sur le site, on trouve toutes les adresses par canton et région, ainsi qu'un agenda des courses populaires de walking, vélo, etc. On peut également y commander la brochure de conseils gratuite «En forme en 10 semaines».
www.allezhop.ch

Bougez plus – restez en forme est un programme de motivation individuel pour s'activer plus au quotidien, faire plus de sport ou se muscler. Il a été développé par l'Institut de médecine sociale et préventive de l'Université de Zurich.
www.active-online.ch

«ça marche! Bouger plus» est une campagne de promotion de l'activité physique, du canton de Vaud.
www.ca-marche.ch

«l'école bouge», encourage les écoles et les classes à faire bouger les élèves chaque jour et à intégrer l'exercice physique dans la vie quotidienne.
www.schulebewegt.ch

Go for 5 fait marcher la Suisse 5 km, le 5.5. à 5h chaque année. Une initiative de la Fédération suisse d'athlétisme, née en 2008. Calendrier et lieux de marche sur le site.
www.gofor5.ch

L'Observatoire Sport et activité physique Suisse établit de nombreuses données et statistiques sur la question.
www.sportobs.ch

L'Office fédéral de la santé (OFSP) est riche en actualité, infos et conseils en matière d'alimentation et d'activités physiques.
www.bag.admin.ch

L'Office fédéral du sport regorge d'informations utiles sur le sport et la santé.
www.baspo.ch

Le réseau suisse Santé et activité physique est un groupement volontaire d'organisations, d'institutions et d'entreprises attachées à promouvoir la santé par l'activité physique et le sport (health-enhancing physical activity = hepa).
www.hepa.ch

La Suisse bouge, un programme de l'Office fédéral du sport (OFSPO), a pour objectif de favoriser l'organisation d'activités physiques pour tous dans les communes suisses.
www.schweizbewegt.ch

Meet2move est un site communautaire pour trouver ou fonder des groupes et des rencontres de nordic walking, de running (et d'autres activités à venir) par mail ou sms, avec des informations détaillées et des conseils pour les débutants et les plus avancés. Une initiative privée sous le patronat de l'Office fédéral du sport (OFSPO).
www.meet2move.com

Promotion Santé Suisse, est une Fondation soutenue par les cantons et les assureurs. Elle stimule, coordonne et évalue des mesures destinées à promouvoir la santé. Chaque assuré verse 2.40 fr./an en faveur de Promotion Santé Suisse, encaissé par les assureurs maladie.
www.gesundheitsfoerderung.ch

Santé en marche veut promouvoir l'activité physique, en particulier la marche à pied, chez les enfants et les adultes, ainsi que récolter des fonds en faveur de la Fondation Sportsmile.
www.sante-en-marche.ch

Slow Up, les journées découvertes sans autos en Suisse, ont lieu chaque année dans diverses régions. Pour pédaler, marcher, courir etc. et découvrir de nouvelles disciplines en famille sur les routes libérées du trafic.
www.slowup.ch

Suisse Balance, l'alimentation en mouvement, est un programme national qui encourage les enfants et les adolescents, dans le cadre de leur environnement, à manger équilibré et à avoir une activité physique suffisante, avec le soutien de l'Office fédéral de la santé publique et Promotion Santé Suisse.
www.swissbalance.ch

Suisse Mobile coordonne et promeut la mobilité douce, en particulier pour les loisirs et le tourisme.
www.suissemobile.org

Randonnée, vélo, raquettes, alpinisme, etc

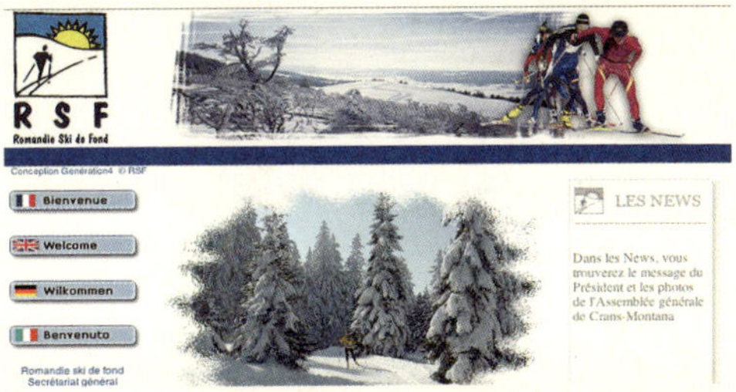

Romandie Ski de Fond est l'organisme faîtier des centres de ski nordique de Suisse romande. On y trouve toutes les infos utiles pour pratiquer ce sport d'hiver: état des pistes, cartes de saison, etc.
www.skidefond.ch

Le Club Alpin Suisse (CAS) recense les cabanes, propose des cours de grimpe et autres, ainsi que des conseils pour les randonneurs et une foule d'autres informations.
www.sac-cas.ch

La Fédération Suisse de Raquettes à Neige donne des conseils pratiques et a mis en ligne un agenda des manifestations et sorties accompagnées par des moniteurs.
www.swisssnowshoe.ch

Sentiers raquettes est le site de la Fédération suisse de raquettes à neige. Il donne la liste des sentiers (des cantons de BE, FR, JU, NE, VS, VD, ZG et de France voisine) balisés du pays (avec longueur, durée, description du parcours), des manifestations et autres conseils de sécurité.
www.sentiers-raquettes.com

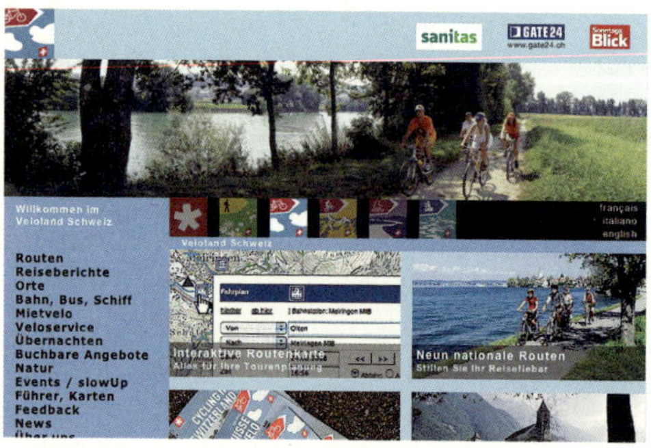

La Suisse à vélo fournit la liste des randonnées à vélo à travers la Suisse, carnets de route, adresses utiles et autres cartes (à acheter) et manifesations.
www.veloland.ch

Balades.ch est un répertoire des randonnées pédestres en Suisse romande.
www.balades.ch

La marche, le site de la Fédération suisse de Marche présente également le walking, le nordic walking.
www.lamarche.ch

Nature Escapades propose des randonnées (à pied, à raquettes à neige, etc.) et des activités nature dans les Alpes, le Jura et ailleurs.
www.nature-escapades.ch

Passesport.ch est une initiative du CAS (Club alpin suisse) pour motiver les gens de tout âge à bouger et à promouvoir en particulier les sports de montagne et les activités en plein air.
www.passesport.ch

Randoguide est une plate-forme recensant les randonnées, tours à vélo et parcours VTT et les possibilités d'excursions dans tout le pays, avec des cartes et informations détaillées sur toutes les excursions proposées.
http://randoguide.ch

Randonature propose plus de 200 sentiers didactiques (éducation à l'environnement, à la faune et à la flore) romands avec présentation (itinéraire, accès, difficulté, etc.) et des guides de poche (format PDF) à imprimer gratuitement, ainsi que des fiches sur la flore et la faune.
www.randonature.ch

Randonnee.ch, le site de l'Association suisse des Accompagnateurs en Moyenne Montagne (ASAM) propose des randonnées accompagnées dans toute la Suisse (moteur de recherche par région, thème et durée), et le site prodigue des infos utiles (choix de chaussures de randonnée, matériel adéquat, etc.).
www.randonnee.ch

Randonnées suisses, recense les randonnées, les chemins pédestres et panoramiques du pays. Avec descriptifs détaillés des parcours.
www.switzerland-rando.ch

Swiss Nordic Fitness Organisation est la plate-forme des associations, organisations, hôtels, parcs et autres projets ayant trait au nordic walking.
www.swissnordicfitness.info

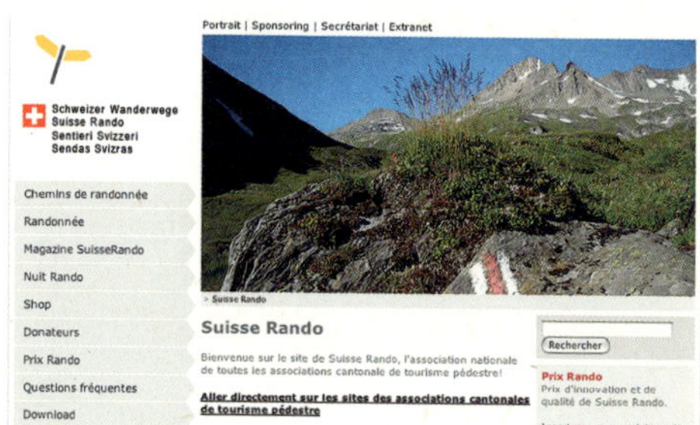

Suisse Rando est l'association nationale de toutes les associations cantonale de tourisme pédestre du pays.
www.swisshiking.ch

Nos autres dossiers

L'automobiliste face à la loi

Achat, leasing, assurances, infractions, obtention et retrait du permis, sanctions pénales, etc. — 136 pages / 30 fr.*

A l'aise sur le net

Comprendre et dompter internet: achats en ligne, blogs et *chats*, e-mails et surf, sécurité, problèmes juridiques... 136 pages — 136 pages / 30 fr.*

Le couple devant la loi

Mariage, pacs, union libre, divorce, veuvage: ce guide contient la plupart des informations juridiques dont un couple a besoin. — 148 pages / 30 fr.*

90 lettres types I - II - III

Pour défendre vos droits, il faut souvent commencer par écrire une lettre. Voici 270 modèles de lettres, dans 3 volumes de 90 lettres chacun, avec CD-Rom. — 128 pages / 30 fr.* le volume

Toutes vos assurances

Un guide qui résume le fonctionnement, les subtilités, mais aussi les pièges des assurances: santé, revenu, prévoyance, décès, logement, voiture, voyages, etc. — 128 pages / 25 fr.*

Le guide des successions

Comment répartir ses biens et rédiger son testament. Comment favoriser son conjoint et ses enfants. Etc. — 104 pages / 25 fr.*

Vos droits au travail

Durée du travail, salaire, vacances, grossesse, licenciements abusifs... — 176 pages / 30 fr.*

Le guide pratique du locataire

Hausses et baisses de loyer, résiliation du bail, défauts et réparations... Avec l'ASLOCA. — 136 pages / 25 fr.*

Quatre murs à soi

Acquisition, financement, assurances, entretien, impôts et taxes... — 130 pages / 25 fr.*

Bien manger

Une foule d'informations pratiques et diététiques pour une alimentation équilibrée. — 148 pages / 25 fr.*

Quels sont mes droits?

Reprise et actualisation de 130 réponses données par les juristes de *Bon à Savoir* dans le cadre du «Premier conseil juridique». — 96 pages / 18 fr.*

Comment investir votre argent I

Les placements traditionnels: liquidités, obligations, fonds, actions, etc. — 176 pages / 30 fr.*

Comment investir votre argent II

Les placements alternatifs: les produits dérivés, structurés, les hedge funds, etc. — 176 pages / 30 fr.*

*Supplément de 5 fr. pour les personnes qui ne sont pas abonnées à *Bon à Savoir* ou à *Tout Compte Fait*. TVA incluse. Frais d'envoi 2.50 fr. par dossier / 5 fr. pour deux dossiers ou plus.

Pour commander:

www.bonasavoir.ch (rubrique Librairie) – **Tél. 021 310 01 36**